DE
L'INFECTION PALUDÉENNE,

CAUSE DES FIÈVRES INTERMITTENTES OU D'ACCÈS ;

DES SYMPTOMES LES PLUS FRÉQUENTS QU'ELLE PRÉSENTE

ET DU MEILLEUR TRAITEMENT A LUI OPPOSER.

Mémoire scientifique, mais à la portée des gens du monde,
destiné à faire connaître au monde médical, au corps pharmaceutique,
comme à la société en général,
la vérité vraie sur la composition du fébrifuge
connu sous le nom de *Fébrifuge-Gaffard*, d'Aurillac, et à démontrer
que cette spécialité pharmaceutique,
comme le traitement dont elle est la base, sont,
dans l'état actuel de la science, ce que celle-ci possède de plus rationnel
et de plus efficace pour combattre l'élément fiévreux
et en détruire tout germe,

PAR

AUG. GAFFARD, D'AURILLAC,

Gradué en médecine et en pharmacie-Paris ; ancien inspecteur des pharmacies ;
membre correspondant de l'Académie des sciences , belles-lettres et arts, de Clermont-Ferrand
de la Société nationale de médecine , chirurgie et pharmacie de Toulouse ;
onze fois couronné déjà pour ses travaux , etc.;

CHEF DE FABRIQUE ET D'USINE A VAPEUR
pour l'obtention de produits chimiques, pharmaceutiques et d'économie
domestique, spéciaux,.

A AURILLAC

PRIX : 50 CENT.

PARIS.

LIBRAIRIE DE CHAPOULAUD FRÈRES,
4 , rue Honoré - Chevalier,
A LIMOGES, 7, RUE MONTANT-MANIGNE.

—

1872.

I. — INTRODUCTION.

1. — Notre étoile. — Le hasard, ou la Providence, nous a placé, en venant au monde, dans une famille où, de parent à parent, on s'occupait depuis longtemps du traitement des fièvres intermittentes. A cette famille s'attachait la réputation de posséder des spécifiques à grande efficacité pour la curation de cette affection ; et, cette circonstance nous ayant mis à même de nous livrer, de concert avec notre père, comme nous, de son temps, médecin et chimiste, à une facile expérimentation, il s'en est tout naturellement suivi une série de petites découvertes de l'ordre thérapeuthique qui, mises à profit pour améliorer des préparations déjà bonnes et renommées, nous ont maintenu dans cette voie, où nous devions progresser, et, par une suite de perfectionnements, arriver à la composition actuelle du fébrifuge, connu à peu près partout aujourd'hui, qui porte notre nom.

2. — Publication de nos travaux. — Pendant longtemps nous avons tenu nos préparations secrètes, et nous le devions, pour avoir momentanément le monopole d'un produit créé ou amélioré par nous, devant réparer par d'honnêtes bénéfices des malheurs de famille, et dans la vente duquel nous trouvions aussi une juste rémunération, soit à nos labeurs, soit à des sacrifices d'expérimentation, occasionnés par nos recherches. Mais nous le devions encore, et par-dessus tout, parce qu'on nous aurait tenu peu de compte de livrer à la publicité un remède encore peu connu, que nous étions d'ailleurs en voie d'améliorer. Aujourd'hui, outre que nous pourrions nous passer à la rigueur des produits d'une industrie pour vivre, nous avons, ce nous semble, porté cette préparation, comme l'ensemble du traitement des fièvres, à un degré de simplicité et de perfection qui a dépassé nos espérances : aussi rien ne saurait désormais être un obstacle à ce que nous donnions un libre cours aux sentiments qui nous portent à tout faire connaître. Nous considérons cet acte comme un devoir à l'égard de la société, dont nous tirons notre bien-être ; envers Dieu qui nous a protégé dans nos efforts.

3. — Une des conditions de succès du fébrifuge. — Est-ce à dire que nous allons, pour les motifs qui précèdent, cesser de nous livrer à l'obtention de cette précieuse préparation ? Assurément non : car, si nos sentiments de justice veulent que nous trouvions peu noble de garder pour nous une composition qui doit profiter au bien-être général, un mobile tout aussi louable nous sollicite à en continuer la production. En effet, nous sommes convaincu que, si cet agent thérapeutique a obtenu la grande vogue qu'on lui sait, cela a tenu beaucoup aux soins qui président à son obtention dans la maison, comme à une rigoureuse exactitude dans le mode spécial d'administration. Du jour où les proportions respectives des bases alcaloïdiques qui entrent dans chacune des pilules, salifiées par l'acide acétique, ne seraient plus celles que nous indiquons, et, à moins qu'on n'achetât les quinquinas fort en grand, et qu'on ne les analysât préalablement, on y parviendrait difficilement ; de ce jour, ces pilules perdraient leur supériorité sur les autres préparations. Qu'on juge donc de l'importance que nous mettons, dans l'intérêt général, à ce que ne tarisse point la source à laquelle on pourra toujours en puiser de fidèlement obtenues !

4. — Une autre condition de succès du fébrifuge. — Étant admise l'importance du mode d'administration du remède, ce qui constitue une méthode particulière, rigoureuse pour sa réussite, du jour où cette préparation serait livrée au malade sans une notice, comme le comporte la spécialité, sur ce mode rigoureux de l'administrer, sur les précautions à employer, sur l'opportunité d'en continuer l'usage, etc., on le prendrait mal, comme il arrive si souvent encore, malgré toutes les recommandations que renferme cette notice, et ce serait là la source de très-nombreux mécomptes.

5. — La spécialité bien comprise doit être un progrès pour la thérapeutique. — S'il est vrai, comme le dit le vieux et trivial proverbe, que *celui qui trop embrasse mal étreint,* il faut réciproquement reconnaître qu'il n'y a pas d'homme, d'une aptitude même médiocre, qui, en se consacrant avec goût et persévérance à l'étude de branches restreintes d'un art, ne parvienne, avec le temps, à y acquérir beaucoup et même à le faire progresser. C'est dans la nature, et Celui qui a dit aux hommes, dans son langage simple et mystique : « *Cherchez, et vous trouverez* », a voulu, par cette formule générale, proclamer cette grande loi de la création. Nous vivons d'ailleurs à une époque exceptionnelle, où l'homme, à moins d'être doué des facultés les plus heureuses, ne peut, par suite de l'épanouissement permanent des sciences physiques et naturelles, et à cause du développement qu'en reçoivent les arts qui s'y rattachent, embrasser fructueusement l'étude entière d'un de ces arts : il est utile, pour leur avancement, que les travailleurs se renferment rigoureusement dans un cercle étroit devant se restreindre de plus en plus à mesure que nous irons, et d'où naîtra, il est facile de le prévoir déjà, la consécration éclatante de la *spécialité,* que les esprits vulgaires blâment encore de nos jours, sans songer que de son règne doit résulter de grandes découvertes, et partant d'immenses bienfaits pour l'humanité. D'ailleurs, n'avons-nous pas, depuis longtemps déjà, à Paris, des professeurs, des membres de l'Institut, qui se consacrent presque exclusivement à l'étude et au traitement des maladies d'un seul ou d'un petit nombre d'organes, ou bien à des maladies d'un genre spécial ? Pourquoi donc ce qui est bon à Paris serait-il moins bon en province, et pourquoi là des hommes, inférieurs en intelligence et en savoir aux illustrations précitées, mais animés de l'ardent désir de faire progresser un art en se vouant corps et âme à l'étude d'un petit nombre de ses branches, n'avanceraient-ils pas dans cette voie de perfectibilité que Dieu accorde à toute chose fécondée par un travail opiniâtre ?

Du reste, hâtons-nous de le dire, ce n'est pas toujours les grandes découvertes qui sont le plus directement utiles à l'homme, mais bien des fois des améliorations, de simples perfectionnements, et le plus souvent l'application simultanée, mais à propos, de divers moyens déjà trouvés, constituant une méthode nouvelle, sans que les matériaux en soient nouveaux.

Mais, pour être réellement utile à la société, il ne suffit pas de trouver des formules ou des procédés, de produire des découvertes ou inventions de nature à en augmenter le bien-être : il est rigoureusement nécessaire de les faire connaître pour en répandre l'emploi ; en sorte que le complément de l'acte d'utilité se trouve forcément dans une certaine publicité.

Cela nous rappelle l'opinion que le professeur d'hygiène de la Faculté de Paris, le savant M. Bouchardat, ancien pharmacien en chef de l'Hôtel-Dieu, a exprimée, en parlant des besoins de la pharmacie : « On ne saurait, dit-il, qu'applaudir à celui qui se livre à une fabrication pharmaceutique exclusive dans le but d'assurer la perfection comme la conservation des produits. Que chaque pharmacien *s'attache à un produit,* qu'il le prépare, et qu'il le conserve mieux qu'un autre, tous ses confrères seront heureux de profiter des perfectionnements qu'il aura apportés. » De son côté, le professeur Civiale, de l'Institut et de l'Académie de médecine, disait, il y a quelques années, à l'ouverture de son cours, en parlant de la spécialité d'une manière générale et à propos des ennemis qu'elle rencontrait parmi les savants : « J'ai le regret de déclarer que ces savants se trompent, en même temps qu'ils sont injustes envers les spécialistes ».

6. — Point de remède secret, mais la spécialité en matière de remèdes. — Si notre dignité personnelle , si notre devoir envers la société , si notre déférence pour le corps médical et pharmaceutique , veulent que nous n'ayons aucun secret, d'autres obligations envers cette société ne veulent point assurément que nous en abandonnions désormais la production au premier venu. Du jour où nous voudrions en agir autrement : du jour où le public et ces nombreux malades que nous avons si souvent guéris , si fréquemment débarrassés d'une affection qui avait résisté à tous autres traitements , ne pourraient plus disposer d'une préparation en tout semblable à celle à laquelle ils ont déjà dû le rétablissement de leur santé , qui les a sauvés parfois d'une mort imminente , de ce jour, nous serions assaillis , dans notre demeure , par d'irrésistibles supplications ! Aussi , plus que jamais , entendons-nous consacrer à produire cette préparation, comme à l'améliorer encore, s'il est possible, le temps ou la majeure partie du temps que Dieu nous laissera sur cette terre.

7. — But du présent opuscule. — Le présent écrit est destiné à compléter les renseignements trop concis que la notice jointe au fébrifuge présente aux hommes de l'art, aux malades, à ceux qui les entourent et aux personnes charitables qui s'intéressent au soulagement des pauvres. Les membres de la grande famille médicale voudront bien, en faveur du bien général, nous pardonner soit les expressions parfois peu techniques que nous y employons, soit certaines explications et détails, tout-à-fait superflus pour eux, que nous y consignons. Cet opuscule a pour but aussi , et essentiellement, de démontrer péremptoirement au monde médical , comme au corps pharmaceutique, que nos préparations et leur mode d'administration sont, dans l'état actuel de la thérapeutique , ce que cette science possède de plus rationnel comme de plus efficace pour le traitement des fièvres intermitentes, et pour détruire dans l'économie tout germe de l'infection paludéenne.

II. — INFECTION PALUDÉENNE.

8. — Origine de l'infection. — Ce qualificatif *paludéen*, appliqué à un groupe d'affections qui, en langage médical, est synonyme de fièvres intermittentes, tire son étymologie, comme on le sent, du mot latin *palus*, marais, parce que l'observation semble devoir attribuer la cause des fièvres aux émanations des marais. En effet, tant que les terrains bas, peu perméables à l'eau, sont immergés par ce liquide, il semble n'en échapper aucune effluve insalubre ; mais, quand ils se découvrent, et qu'ils s'échauffent par l'effet de l'insolation, ces surfaces, se trouvant, dès lors, dans les conditions les plus favorables à la formation spontanée d'êtres organisés ou à des germes, il s'en dégage des miasmes produisant, entre autres maladies, et le plus fréquemment, l'*intoxication* ou *infection paludéenne*. Heureux les habitants de ces parages lorsque cette intoxication se borne à l'infection paludéenne simple, se traduisant par les fièvres périodiques ou intermittentes régulières , et qu'il ne s'y mêle ni les fièvres rémittentes pernicieuses qui déciment impitoyablement parfois la population des contrées infectées , ni ces fièvres larvées, graves, échappant trop souvent au diagnostic de l'homme de l'art et constituant par cela même une dangereuse affection, ni, à plus forte raison, ces fièvres pseudocontinues des pays chauds, le désespoir de la médecine.

9. — Fièvres continues. — Le public confond trop souvent deux groupes de maladies ayant entre elles une similitude de nom : nous voulons parler des fièvres *intermittentes* et des fièvres *continues*. Le médecin est loin de les confondre, et, s'il attribue la production des fièvres intermittentes ou d'accès , ou fièvres périodiques , ce qui est synonyme, aux émanations provenant de l'altération de la matière organique *végétale* , il est disposé à rapporter la cause des fièvres continues, comme la fièvre muqueuse , la fièvre typhoïde , ainsi que la cause des maladies pestilentielles telles que le *choléra* , à des miasmes d'origine *animale*.

10. — Intoxication. — Il paraît que l'empoisonnement paludéen se produit plus particulièrement le matin ou le soir, en l'absence des rayons solaires directs. Ce ne serait point assurément parce qu'il se dégagerait plus de miasmes délétères avant le lever ou après le coucher du soleil, mais, très-probablement, parce que l'insolation communique à l'économie une résistance plus grande aux agents malfaisants , d'une part, et que, d'autre part, elle détruit les germes morbides que renferment ces miasmes. Cette action délétère s'exerce également sur les deux sexes , et à tous les âges de la vie, mais, de préférence, chez les sujets déjà affaiblis par une maladie, par une nourriture insuffisante , par les excès de tout genre. Que ce soit par l'effet d'un travail au-dessus des forces auquel le père de famille est sollicité par l'amour si digne d'éloges de la mère et des enfants, trop souvent par la misère ; que ce soit par l'excès dégradant des liqueurs fortes et du tabac, ou par l'excès d'autres plaisirs , les conséquences de cet affaiblissement sont les mêmes en ce qui touche l'infection paludéenne. Toute perturbation subite dans les fonctions de nos organes, comme un refroidissement rapide , une indigestion, une frayeur , une chute , prédisposent aussi à cette intoxication.

11. — Théorie de l'infection. — Les êtres organisés qui appartiennent à l'échelle inférieure de la création semblent destinés à vivre peu , après l'acte de reproduction. Ce grand acte accompli chez le végétal non vivace, il est fatalement voué à la mort. On appelle évolution la période qui s'écoule depuis sa naissance jusqu'à ce qu'il meurt : il y a donc chez ces êtres organisés des évolutions annuelles et bisannuelles, indiquant, comme on le voit, leur durée approximative. Mais on trouve des plantes, parmi les liliacées, par exemple, qui, naissant seulement au mois de mars, cessent de vivre vers la fin de septembre : chez ces sujets l'évolution n'est guère que semi-annuelle. Enfin il est, dans la grande division des plantes acotylédonées, des sujets, surtout dans le groupe des mucédinées, dont l'évolution se produit dans une période de quatre jours, de trois jours, et moindre encore.

Si le zoologiste a pu , dans ces derniers temps, et par l'effet du perfectionnement des instruments d'optique, découvrir et étudier une foule d'animaux microscopiques comme les *infusoires* , dont une goutte d'eau pourrait à la rigueur en renfermer un millier; animaux dont l'évolution n'est souvent que diurne, ou se compte, selon les genres ou les espèces, par deux, trois, quatre jours, etc., le botaniste a pu, tous les jours aussi, faire des découvertes nouvelles, en appliquant les mêmes instruments aux investigations de la science qu'il cultive. Après avoir constaté que le *muguet* des enfants est une production végétale (l'*oïdium albicans*) , qui se développe sur l'épithélium de la bouche ; que la teigne blanche ou *favus* est un végétal (*Trichophyton*) appartenant aussi à la classe des champignons, qui s'attache au bulbe pileux de la tête ; que la *pourriture d'hôpital* et la diphthérite sont autant de végétaux dont le germe, qui existe à certaines époques dans l'atmosphère, se fixe et se développe sur le derme dénudé ou sur les membranes muqueuses, n'est-il pas presque évident que les maladies pestilentielles sont occasionnées par l'introduction dans nos humeurs, et au moyen de la respiration, de germes de même nature qui, se fixant et se développant, soit sur le tissu des viscères, soit même sur les globules du sang, agissent sur l'économie à la manière des poisons ? Qui peut ignorer d'ailleurs que cette famille botanique des champignons présente les espèces les plus vénéneuses, pour ne citer que la *fausse oronge* et l'*agaric meurtrier* ! Que de fois la simple moisissure du pain a déterminé des coliques et jusqu'à plusieurs symptômes cholériques! Que d'accidents graves produits par l'usage de grains ergotés !

12. — Nature de l'infection paludéenne. — Et, si nous admettons, avec les savants les plus autorisés, que la peste, le choléra, comme les maladies exanthémateuses et les fièvres continues, doivent leur cause à la fixation, dans nos tissus ou dans nos humeurs, de ces germes de mucédinées dont l'évolution, pour nous servir d'un mot sur la valeur duquel nous nous sommes expliqué, coïncide en général avec la durée de la maladie qu'ils déterminent, ne sera-t-il pas presque évident que les fièvres intermittentes tiennent à une infection de nature similaire, sans être identique, et que, selon l'évolution de la mucédinée productrice des accidents, la fièvre sera quotidienne, tierce, quarte ; de même que l'infection simultanée par deux genres différents de mucédinées fébrigènes pourra déterminer des accès doubles-tierces, doubles-quartes, etc. ? Nous savons que l'économie a une tendance à se débarrasser des corps étrangers qui la souillent, par un effet de réaction qui constituerait l'accès coïncidant avec le plus grand développement de la plante parasite, qui serait expulsée à chacune de ces crises, mais dont le *mycelium* ou germe subsisterait, pour se reproduire, dans une même période, avec son même développement. Le *mycelium*, nous avons besoin d'expliquer ce mot, est au champignon ce que le bulbe est à la jacinthe, à la jonquille, au narcisse ; ce que le tubercule est à la solannée parmentière et au topinambour ; bulbes et tubercules qui, tant qu'ils restent enfouis dans la terre, reproduisent constamment ces plantes à évolution annuelle. C'est dans le *mycelium* que se conserve le principe vital de la *mucédinée fébrigène*, à laquelle nous rapportons la production des accès. Or, tant que ce *mycelium* restera fixé sur le tissu de la rate ou du foie, deux sortes de grandes glandes qui sont, comme on sait, plus ou moins atteintes dans les fièvres, il y aura infection, et les accès devront se renouveler. C'est donc à détacher ce *mycelium* de ces tissus, à l'expulser de la rate ou du foie, où ils paraissent se fixer, que peut consister uniquement le procédé de guérison des fièvres, et c'est en agissant ainsi, nous le croyons, que les préparations que nous obtenons exercent leur salutaire effet sur l'économie.

Disons un mot, en passant, d'une grande loi naturelle dont certains savants ont parlé sous le nom de *force biogène*, en vertu de laquelle « toutes les fois que la matière organique se trouve en présence de l'air, de l'eau et du calorique, il y a formation d'êtres organisés, ou tout au moins de germes qui ne demandent pour leur développement qu'un milieu approprié ». Créés, sans doute, dans ces circonstances, les germes de la mucédinée fébrigène s'élèvent dans l'atmosphère à l'état de miasmes, et, par l'effet de la respiration, s'introduisent dans les ramifications des bronches, d'où, par l'acte de l'hématose, ils pénètrent dans l'organisme, et parviennent, entraînés par la circulation, jusqu'à la rate et au foie, viscères qui sont leur siége d'élection.

13. — Mode d'action des quinquinas en leurs principes

actife. — Les quinquinas que nous apporte le commerce du Nouveau-Monde sont, comme on sait, l'écorce des grands arbres de la famille des rubiacées, qui croissent spontanément dans la chaîne des Andes ou Cordillières du sud de l'Amérique. Ce n'est ni par le tissu fibreux inerte que renferme cette écorce, ni par une matière résineuse, ni par divers acides faibles qu'elle contient, qu'elle exerce son action fébrifuge : mais essentiellement par deux alcaloïdes, dont l'un porte le nom de Quinine (ne pas confondre avec le *sulfate* de quinine que tout le monde connaît), et l'autre, celui de Cinchonine. Chacun de ces alcaloïdes, qu'il faut rendre solubles dans les sucs de l'estomac si on veut qu'ils exercent sur l'économie toute l'action dont ils sont capables, ont entre eux une grande connexion de propriétés, puisqu'ils sont l'un et l'autre anti-fébriles ; mais ils possèdent chacun des vertus qui leur sont propres ou particulières.

14. — **Propriétés spéciales à chacun des alcaloïdes des quinquinas.** — Nous considérons que, si une réaction spontanée de l'économie a le pouvoir de détacher du tissu de nos viscères la *mucédinée fébrigène*, comme dans les accès de fièvre, une réaction ou une crise, non plus forte, mais se localisant sur tel ou tel organe, peut en expulser le *mycelium* ; et c'est en agissant ainsi que se comporte la quinine salifiée et soluble sur la rate et sur le foie. Quant à la cinchonine, elle jouit de cette même propriété à un moindre degré ; mais elle possède en outre cette vertu, non moins précieuse, d'augmenter les forces vitales, et de communiquer ainsi à l'économie le don de produire des réactions plus fortes, car c'est le tonique par excellence. Elle possède surtout encore la vertu spécifique *fébricide*, — qu'on nous passe ce néologisme, — c'est-à-dire qu'elle agit sur le *mycelium* fébrigène comme le soufre sur cette autre mucédinée que nous connaissons tous aujourd'hui, l'*oïdium* de la vigne ; comme agit la benzine sur telle ou telle autre mucédinée qui produit le *psoriasis* et tout ce cortége de dartres, toutes affections incurables autrefois, et que les progrès récents de la science semblent indiquer comme d'une guérison possible et souvent facile. Si la quinine est, par le fait des propriétés précitées, plus spécialement *anti-périodique,* la cinchonine possède plus particulièrement la propriété tonique, et surtout cette autre propriété spécifique tendant à *détruire les vestiges de ce mycelium de la mucédinée fébrigène* dont les moindres traces reproduisent ultérieurement les fièvres.

15. — **Corollaire et conditions essentielles de réussite.** — De ce qui précède nous conclurons vigoureusement, ce nous semble, que chacun des alcaloïdes que renferment les quinquinas (nous ne voulons parler que des deux les plus essentiels) aura son utilité spéciale, et dès lors extrèmement précieuse, quand ils seront rationnellement administrés, à savoir : 1o l'acétate quino-cinchonique, avec prédominence d'acétate quinique, pour produire sur les viscères abdominaux une réaction qui doit détacher des viscères *la mucédinée fébrigène* ; 2o l'acétate quino-cinchonique, avec excès d'acétate cinchonique, *pour mortifier le reste de mycelium* ou germe de ces cryptogames, et prévenir tout retour de la maladie qu'elle détermine.

Tout cela, c'est-à-dire l'expulsion de tout germe produisant l'infection paludéenne, demande comme condition essentielle de réussite : 1o emploi à haute dose d'un des alcaloïdes de quinquina ; 2o emploi prolongé de l'autre alcaloïde ; 3o leur introduction dans l'économie à l'état soluble ; 4o et enfin, pour produire cette solubilité indispensable, emploi d'un acide non-seulement dépourvu des propriétés malfaisantes de l'acide sulfurique (qui entre dans la composition, comme on sait, du sulfate de quinine), mais encore doué de propriétés sédatives, comme l'acide acétique, qui préexiste dans l'organisme, formant avec ces alcaloïdes des composés d'une facile absorption par les vaisseaux chylifères, seules conditions de l'assimilation de ces alcaloïdes.

Nous avons *essentiellement pour principe*, dans notre mode de traitement des fièvres, *et avant tout*, non-seulement de n'introduire dans l'organisme aucun agent thérapeutique qui puisse préjudicier à cet organisme par des propriétés malfaisantes ou par une dose trop élevée, mais encore d'y ingérer seulement et toujours des matières bienfaisantes, et à une dose telle que, en la doublant, il n'en pût résulter aucun ébranlement nuisible. Qu'on veuille bien se pénétrer de l'observation rigoureuse que nous mettons constamment à remplir cette importante indication ! Nous sommes convaincu que la dose de principes actifs que renferment nos pilules d'opiat pourrait être doublée sans grand inconvénient. Mais pourquoi l'augmenter quand elle est suffisante ! Quant à déraciner le *mycelium* de la *mucédinée fébrigène* pour détruire toute trace de l'infection paludéenne, nous considérons que nos pilules toniques ne manquent jamais leur effet, mais à une condition pourtant : c'est d'en continuer longtemps l'usage, ainsi que nous l'indiquons.

Quand un malade aura gardé longtemps les fièvres, et que, pour cela, l'infection paludéenne sera profonde, si les traitements qu'il aura suivis ont eu pour base, comme presque toujours, l'emploi du *sulfate* de quinine, qui détermine constamment une inflammation des muqueuses, le malade, par le fait de cet état pathologique du tube digestif, ne pourra compter sur l'intégralité des propriétés de notre fébrifuge, et, pour y remédier, dans ce cas, il ne saura mieux faire que d'*en prendre consécutivement deux doses*. Sous l'influence bienfaisante du premier remède, les fonctions digestives reprendront l'intégralité de leur activité normale, et ce ne sera que par l'usage du deuxième fébrifuge, qui dès lors pourra être assimilé, que son effet curatif sur l'économie pourra s'y manifester pleinement.

III. — SYMPTOMES LE PLUS FRÉQUEMMENT PRODUITS PAR L'INFECTION PALUDÉENNE.

16. — Fièvre, état fébrile, mouvement fébrile. — On entend d'une manière générale, sous cette désignation, un état pathologique caractérisé par du *malaise*, assez souvent des *frissons*, de la *douleur* ou de la *pesanteur* de tête, du *dégoût pour les aliments*, avec *soif* plus ou moins vive, une *chaleur brûlante* et pénible à la peau, et enfin par l'*accélération* dans les fonctions de la circulation. Ce dernier symptôme se reconnaît surtout *à la fréquence du pouls*, et c'est à une des artères qui passent au poignet que les médecins ont l'habitude de constater l'état du pouls. Il donne, dans l'état de santé, chez les adultes, c'est-à-dire chez les personnes au-dessus de seize à dix-huit ans, soixante à soixante-dix pulsations par minute. Quelques personnes cependant ont, dans l'état normal, le pouls plus lent ou plus fréquent. Le pouls est d'autant plus fréquent chez les enfants qu'ils sont plus jeunes. Il ne faut pas confondre la fréquence du pouls qui se lie à l'état de fièvre avec celle qui résulte d'une marche forcée ou d'une émotion vive, ou même celle que produit l'ingestion de boissons alcooliques ou même encore d'un repas copieux. Pour qu'il y ait *fièvre* ou *état fébrile*, il faut qu'à la fréquence du pouls se joignent les autres symptômes que nous venons d'énumérer.

**17. — Fièvres intermittentes, fièvres périodiques, fièvres

d'accès, fièvres paludéennes. — On appelle *fièvres intermittentes*, *fièvres périodiques*, *fièvres d'accès*, *fièvres paludéennes*, une affection caractérisée par l'invasion subite, et se reproduisant par intervalles à peu près égaux, de l'*état fébrile* décrit à l'art. qui précède (16).

On désigne par *accès* chacune des reproductions de ces symptômes, et on nomme *apyrexie* l'intervalle qui sépare ces accès.

Certaines maladies peuvent être compliquées d'une manière grave par ce mouvement fébrile intermittent, produisant des accès dits sypmtômatiques, et dont nous n'avons pas à nous occuper, les fièvres essentielles devant seules faire l'objet de notre opuscule.

Si on considère l'influence qu'exercent sur la production des fièvres intermittentes les émanations miasmatiques des marais, ou paludéennes, d'une part; si, d'autre part, on envisage l'action antipériodique des quinquinas sur ces maladies, on sera amené à ranger dans une même classe des affections qui en diffèrent sensiblement en apparence, telles que les fièvres rémittentes, pernicieuses, et les fièvres pseudo-continues des pays chauds, par la considération que ces fièvres se produisent sous les mêmes influences, et qu'elles cèdent à l'emploi d'une même médication plus ou moins énergique.

18. — **Fièvre intermittente régulière.** — La *fièvre intermittente régulière*, la seule dont nous devions entretenir nos lecteurs, si fréquente dans nos campagnes et dans les contrées où les eaux stagnent, soit par défaut de pente, soit par défaut de perméabilité du sol, débute quelquefois par des symptômes précurseurs tels que malaise général, lassitude, douleurs de tête, mais le plus souvent sans pro-drômes, et simplement par un accès. Ces symptômes précurseurs ou ce simple accès sont parfois accompagnés d'une éruption aux lèvres.

19. — **Stades.** — Les médecins divisent les accès de fièvre intermittente où périodique en trois *stades*, caractérisés : le *premier stade*, par une sensation de *froid* augmentant ordinairement ou se produisant tout à coup avec intensité aux extrémités et dans les lombes, accompagnée de pâleur de la face. Les lèvres sont violacées, ainsi que les ongles. Des frissons généraux se manifestent, dans lesquels les membres et la mâchoire sont agités. Le pouls est fréquent, mais il est petit, *concentré*, comme disent les médecins. La respiration est pénible ; état ordinairement accompagné de douleur et de gêne dans la région du cœur. La voix se ressent de ce trouble général, et, si la digestion n'est pas terminée, il peut y avoir des nausées et même des vomissements. Les membres sont douloureux, courbaturés, et une douleur sourde se fait ordinairement sentir, par la pression, dans la région de la rate, presque toujours gonflée. Ce premier stade, fréquemment de la durée d'une heure, varie dans son intensité comme dans sa durée, qui peut n'être que de quinze minutes, ne consister qu'en un frisson léger, comme être nul. Le *deuxième stade* est ordinairement caractérisé par le *réchauffement de la peau,* par sa coloration, par une augmentation dans l'état de céphalalgie, par la soif. Le *troisième stade* est caractérisé par une *transpiration généralement abondante,* succédant à la chaleur, qui se calme à mesure que se produit la sueur. L'urine, qui, dans le premier stade, est pâle et fluide, présente, dans le deuxième stade, une plus grande densité comme une plus grande coloration. Elle devient rouge dans le troisième stade, et laisse se produire un dépôt de couleur rouge-brique.

Le malade voit dès lors tous les symptômes disparaître. Il reste fatigué, brisé, et désire un repos et un sommeil devenus nécessaires, et après lesquels il éprouve du bien-être. Il est dès lors comme guéri, malgré une certaine fatigue, un peu de pâ-

leur , une pesanteur ou embarras dans la tête , et , assez souvent, un peu de dou
leur dans les jambes. Les traits de la face restent tirés ; la coloration est pâle et terne.
Le blanc des yeux est assez souvent injecté de jaune. Il existe un embarras dans la région de l'estomac et dans les hypocondres. Ces symptômes, qui peuvent croître
singulièrement en intensité , peuvent aussi se compliquer d'hémorrhagie , de suffo-
cation et même de délire.

20. — Division des fièvres intermittentes régulières. —
Nous avons dit que l'apyrexie, ou intervalle des accès, laisse le malade dans un état de
bien relatif. Cette apyrexie peut varier de quelques heures, comme de plusieurs jours.
Les accès peuvent par conséquent se reproduire fréquemment, comme à grands intervalles. Ils peuvent se manifester tous les jours , tous les deux jours, tous les trois jours,
et même tous les quatre jours ; et, de là, la dénomination de fièvres *quotidiennes*,
fièvres *tierces, quartes*, etc. Quand elles se reproduisent par intervalles inégaux,
d'abord d'un jour, puis ensuite de deux jours, elles sont dites *doubles quartes*. Les
accès peuvent se reproduire à heures fixes, ou retarder, comme avancer, sur l'heure
de leur précédente manifestation.

21. — Fièvres pernicieuses. — Les fièvres intermittentes peuvent
parfois affecter un tel caractère de gravité que le deuxième ou le troisième accès soit
-mortel. Elles sont dites alors *pernicieuses*. On comprend toute l'importance, dans ce
cas, d'un moyen thérapeutique assez puissant pour arrêter la maladie à son début.
Que de fois a été fatale une affection dont aurait facilement triomphé notre remède,
ou même le sulfate de quinine, comme toute préparation rationnelle tirée du quinquina,
administrée à temps ! Aussi faisons-nous à ce sujet un appel spécial aux personnes
qu'anime l'amour du bien ; à celles surtout qui, vivant dans un lieu éloigné d'un
médecin, peuvent, par leurs conseils, et en attendant les secours de l'homme de
l'art, si pressants dans cette circonstance, intervenir de manière à prévenir la mort
imminente de sujets dont la vie est précieuse , et qui tient à si peu dans les cas de
fièvre pernicieuse.

Assez souvent le type des fièvres pernicieuses est la fièvre *tierce*, c'est-à-dire
présentant un jour d'intervalle entre les accès. Ce que nous avons décrit sous le nom
de *stade* est assez mal dessiné. Assez souvent même ces stades sont intervertis ; mais
ce qui les caractérise le mieux est ordinairement une céphalalgie intolérable,
des douleurs à l'épigastre avec resserrement de la poitrine, des défaillances, du
délire, des syncopes, de la diarrhée, des vomissements, des convulsions laissant
quelquefois après elles de la paralysie ou une roideur tétanique. Cette insidieuse
maladie emporte rarement le malade à un premier accès ; mais elle laisse à peine le
temps de prendre les mesures pour empêcher de se produire un deuxième accès,
auquel il doit trop souvent succomber. Disons cependant que ce n'est quelquefois
qu'au troisième ; de telle sorte qu'un médecin expérimenté, appelé à temps, devrait,
dans ce cas, être en mesure de le sauver. Toujours est-il que, soit par l'effet de la
négligence , de la pauvreté, de l'ignorance ou de l'éloignement du médecin et du
pharmacien ; soit parfois par inexpérience de l'homme de l'art, nous voyons tous
les ans des contrées assez nombreuses décimées par l'effet des fièvres pernicieuses.

22. — Fièvres larvées. — Dans les contrées fiévreuses, il est assez commun
d'observer un genre d'affections qui semblent appartenir à la classe des névroses par
les caractères bizarres qu'elles présentent, mais qui, résistant aux traitements qui
ont pour base les calmants et les antispasmodiques, offrent un symptôme essentiel
pourtant, et dont on ne tient pas ordinairement un compte suffisant : celui d'exacer-

bations plus ou moins périodiques dans lesquelles se manifestent soit de la céphalalgie, soit des douleurs à l'épigastre, au bas-ventre, dans les lombes, le long de la moëlle épinière, accompagnées parfois de frissons, quelquefois de chaleur et malaise, de faiblesse, de baillements, de pandiculations, etc. Ces affections, constituant la *fièvre larvée*, cèdent aisément à l'emploi, mais à l'emploi prolongé de notre médication.

23. — Symptômes intercurrents d'infection paludéenne dans les affections aiguës. — Il n'existe point de maladie aiguë qui ne puisse se compliquer d'accès fébriles, présentant la plus grande ressemblance avec les vrais accès de fièvre intermittente, ou tout au moins des exacerbations ou redoublements à heures prévues. C'est au médecin seul à porter sur la nature de ces complications un jugement qui lui permette d'ajouter à la médication générale l'emploi des anti-périodiques, auquel sera souvent attachée la conservation du malade. Nous pensons, avec les hommes les plus autorisés de la science, que l'intervention des préparations quinocinchoniques dans le traitement des maladies aiguës, devrait être plus fréquente qu'elle ne l'est en général, et que c'est, trop souvent, trop tard qu'on y a recours. Ceci expliquerait comment il se fait que, dans un grand nombre de localités où règnent endémiquement les fièvres continues, comme la muqueuse et la typhoïde, on considère là nos préparations comme le spécifiqu de ces affections. C'est que, très-souvent, la complication paludéenne se produit alors que le malade irait mieux du côté de l'affection esse tielle; que la complication seule retarde le rétablissement du malade, et qu'il suffi dès-lors d'appliquer notre médication pour que la guérison se manifeste par des rogrès rapides.

IV. — MOYENS TOUR A TOUR EMPLOYÉS OU PROPOSÉS POUR COMBATTRE L'INFECTION PALUDÉENNE.

24. — Exposition chronologique. — Avant la découverte des quinquinas, les fièvres étaien tconsidérées comme une grave affection, puisque la médecine n'avait rien d'efficace à leur opposer. La plupart des hommes de l'art cherchaient, au moyen des vomitifs et des purgatifs, à produire, sur l'économie, une forte secousse qui avait parfois pour résultat d'amortir les accès; mais à quel prix, mon Dieu! Et que de fois cette méthode perturbatrice échouait! Que de fois aussi cette méthode, employée à l'égard d'un malade déjà affaibli soit par l'affection morbide elle-même, soit par l'effet de saignées répétées, autre méthode longtemps en faveur aussi, n'avait plus la force de résister à cette médication destructive, et succombait, tantôt sous le coup immédiat du traitement, pendant les vomissements par exemple, tantôt dans la crise d'un accès !

La petite-centaurée, le *chamædris* ou germandrée, les divers genres, presque tous d'une amertume prononcée, de la famille des *composées*, comme certains chardons, la carline, l'artichaut, l'absinthe, la camomille, la tanaisie, furent tour à tour préconisés. Vint le tour de la ménianthe ou trèfle d'eau, de la gentiane, du houx, de l'orange amère, des écorces de pommier, de noyer, de saule, pour ne citer que les plus efficaces. Nous laissons dans l'oubli des médications tantôt absurdes et sales comme l'administration du foie de loup, du fiel de porc, des excréments de hérisson, d'une araignée vivante, ou dangereuses comme celles qui consistaient à boire une pinte d'eau-de-vie ou de rhum, ou une décoction de coloquinte, médications auxquelles ne résisteraient qu'un petit nombre de malades, pour en venir à la grande découverte, celle de *l'écorce divine,* comme les Espagnols appellent parfois encore le quinquina. Citons pourtant encore, avant, le nom de quelques substances chaudement préconisées, à diverses époques, comme spécifiques des fièvres. Le quassia-amara, le simarouba, le winter, la serpentaire de Virginie, le café, l'écorce de tulipier, la noix vomique, le poivre noir, la noix de galle, le paulownia, l'écorce d'olivier, l'écorce de chêne, l'essence de térébenthine, la grande ortie, la feuille de pêcher, le bleu de Prusse, l'ellébore noir, l'impératoire, le maronnier d'Inde, et l'eau de laurier-cerise.

Des hommes instruits, faisant autorité dans la science, ont cru, dans ces derniers temps encore, trouver un succédané du quinquina ou des sels quiniques, soit dans le salicine, soit dans la phloridzine, soit dans l'apiol, soit dans le ferrocyanate de potasse et d'urée, soit et surtout dans les préparations arsénicales. Hâtons-nous de dire que, sauf les préparations d'acide arsénieux, qui, bien maniées, peuvent rendre des services dans la médecine des pauvres à cause de leur bas prix, tout le reste est d'une valeur à peu près nulle. Quant aux préparations arsénicales, elles sont d'un maniement si difficile et si dangereux ; elles exercent chez certaines idiosyncrasies des effets si violents, si effrayants, qu'on finira par en abandonner tout usage.

25. — On découvre le quinquina. — Le nom de quinquina s'applique, on le sait, aux écorces de divers arbres du genre *cinchona,* appartenant à la famille botanique des rubiacées. Le nom latin que lui ont appliqué les naturalistes rappelle celui de la comtesse de Cinchon, vice-reine du Pérou, qui, en 1638, guérie des fièvres par l'ingestion de la poudre de cette substance, la fit connaitre en Europe, où elle a acquis depuis une si grande célébrité.

Les quinquinas américains, les seuls usités dans la médecine, mais que les Anglais cultivent depuis quelques années dans leurs possessions de l'Inde, et dont les produits ont, depuis quelques mois seulement, fait leur apparition en France, habitent la partie centrale de l'Amérique, vers le 4e degré de latitude sud, aux environs de Loxa, au Pérou, dans la Bolivie, dans la Nouvelle-Grenade, dans les contrées de Huanuco, de Lima, etc.

Ruiz, qui a su, par son séjour au Pérou, comment la découverte du quinquina s'est produite, nous fait connaitre que, bien avant que la comtesse de Cinchon fit usage de cette écorce, un corrégidor de la province de Loxa, malade des fièvres, en avait été débarrassé par l'usage que lui en avait indiqué un naturel de cette province. C'est avec ce même quinquina (gris de Loxa), que furent faites les expériences publiques à l'hôpital de Lima, expériences qui démontrèrent au vice-roi Cinchon les propriétés soutenues par les naturels de Loxa et par leur corrégidor, et à la suite desquelles la comtesse sa femme en fit usage et fut guérie.

26. — Obstacles au progrès. — Mais les meilleures choses mettent souvent bien du temps à être reconnues comme bonnes : telle est la nature de l'homme, avec des passions qui l'aveuglent ou qui le sollicitent à propager l'erreur ; ce qui a fait dire à notre bon moraliste La Fontaine : « Il est de glace aux vérités ; il est de feu pour le mensonge ». Considérons, en passant, tous les efforts que dut faire le célèbre Parmentier avant de voir se généraliser en France la culture du tubercule qui devait, peu de temps après, préserver de la famine des contrées nombreuses ! Que de temps et de sacrifices de tous genres n'a-t-il pas fallu aux philanthropes pour propager l'usage, dans le même pays, de la vaccine, cette pratique simple, à la portée de tous, qui, paralysant les effets destructeurs d'une meurtrière épidémie, devait sauver annuellement des millions de sujets ! Le quinquina, qu'on doit mettre au nombre des plus importantes découvertes modernes, ne fut point à l'abri des obstacles que semblent rencontrer les plus utiles inventions.

Un édit du roi ; provoqué alors par une société savante, alla jusqu'à en proscrire l'usage médical, et cette admirable écorce ne dut plus tard sa réhabilitation qu'à ce que, le monarque tombant malade lui-même, et la Faculté ne pouvant le guérir, on dut faire venir de loin une préparation qui le rétablît rapidement. Mais ce remède était le secret d'un Anglais, Talbot ; et, lorsque l'Etat, représenté alors par Louis XIV, désirant le posséder dans l'intérêt de la nation et de l'humanité, l'eut acquis de son préparateur, il se trouva, à la honte de ceux qui avaient provoqué l'édit, que la nature de ce remède admirable était précisément celle que frappait cet édit.

V. — QUINQUINAS : LEURS SORTES PRINCIPALES, LEURS PROPRIÉTÉS RESPECTIVES.

27. — Deux sortes essentielles de quinquina. — Ne voulant dire des quinquinas que ce qui se rattache à notre objet, nous ferons remarquer que deux sortes essentielles de ces écorces font partie de la matière médicale : le quinquina jaune, dont le calisaya est l'expression la plus pure, et le quinquina gris, dont le loxa ou le huanuco sont le type. Les quinquinas renferment ensemble deux alcaloïdes, la *quinine* et la *cinchonine ;* mais, tandis que la quinine domine dans les quinquinas jaunes, c'est la cinchonine qui prévaut dans les quinquinas gris.

Relativement à la valeur comparative de ces deux sortes de quinquina, laissons parler quelques hommes les plus autorisés.

En 1820, Lambert, auteur des plus remarquables travaux sur le quinquina, et dont font tant de cas MM. Delondre et Bouchardat, dans leur *Quinologie*, faisait cette remarque curieuse :

« On estime beaucoup le quinquina calisaya en Espagne, et des médecins très-habiles m'ont assuré, à Madrid, que le *mélange d'une partie de cette écorce avec trois ou quatre de loxa* est d'une grande efficacité dans le traitement des fièvres ataxiques. » Ainsi, à cette époque, nous disent les savants auteurs de la *Quinologie française*, « on avait déjà constaté dans la pratique les bons résultats du mélange du quinquina à base de quinine avec ceux à base de cinchonine ». Lambert disait : « Le quinquina jaune, sous le nom de *calisaya*, est maintenant le plus employé dans la pharmacie, etc. Il est à regretter qu'on se serve moins du quinquina gris, car *il est certainement plus efficace lorsqu'il s'agit de traiter des fièvres intermittentes graves.* »

MM. Delondre et Bouchardat font ces réflexions : « On a cherché à proscrire, il y a quelque temps, les quinquinas gris de la matière médicale, et il est utile de méditer à ce sujet les judicieuses observations de Soubeiran, page 302 du *Journal de pharmacie*, octobre 1852 : « Reste donc la richesse en alcaloïde, qui est toute » à l'avantage du quinquina jaune, si l'on emploie les écorces comme fébrifuge, » mais dont la nécessité est loin d'être prouvée quand le quinquina est donné à » petites doses, comme tonique. Quand on ne se laisse pas dominer par une idée » préconçue, qu'on examine avec sang-froid, et surtout que l'on a manié compa— » rativement l'une et l'autre écorce, on trouve que le quinquina gris, tant honni, » a bien quelques qualités, que l'on ne trouve pas au même degré dans son anta- » goniste le quinquina jaune.. .... Cessons donc de le proscrire : le quinquina

» jaune et le quinquina gris sont des écorces bonnes toutes deux, bien qu'à des
» titres différents. »

Des meilleures observations acquises à la science et résumées par les citations
diverses de Lambert, de MM. Bouchardat et Delondre, plus particulièrement encore
par la citation de Soubeiran, on doit conclure que les deux espèces *calisaya* et *loxa*
renferment les éléments nécessaires à la curation des fièvres, chacune avec une vertu
qui lui est spéciale. C'est à l'homme de l'art à savoir en combiner l'emploi suivant
ses propriétés. Notre remède, tel qu'il a été amélioré dans le principe, par notre
père, consistait en des prises de quinquina calisaya, pour couper les accès sous
forme d'opiat, et en des pilules de cinchonine pour remplacer l'administration du
quinquina loxa : il devait, sous une forme moins repoussante, remplacer un premier remède dit de Murat, du nom de M. Brassat-Murat, membre, de son temps,
de l'Académie de médecine, frère d'un de nos grands-oncles, consistant en deux
électuaires, dont l'un, à base de calisaya, était destiné à couper les accès, et
l'autre, à base de loxa, appelé à rétablir les forces, et pour consolider l'effet de
guérison du premier. Depuis lors, nous n'avons cessé de chercher un remède qui,
sous forme de petites pilules, fût le succédané réel de ces électuaires : les sulfates
de quinine et de cinchonine, combinés de manière à représenter les deux exactes
propriétés de ces deux électuaires, semblèrent d'abord à J. Gaffard, notre père,
avoir atteint ce résultat ; mais l'expérience devait bientôt démontrer leur infériorité,
qui tenait, on le sent déjà, à la présence de l'acide sulfurique. Aussi, quelque temps
après, c'étaient les alcaloïdes purs que nous substituions aux sulfates. Mais ici un
écueil nous attendait encore, comme il était réservé plus tard aux auteurs du
quinium non salifié : c'était l'insolubilité de ces alcaloïdes. Que d'essais ! que de
matières nous avons cherché à joindre, depuis, à ces alcaloïdes, pour les rendre
solubles, ou pour amortir les propriétés nuisibles de ces sulfates ! Et ce n'est qu'a-
près bien des années que nous avons pu nous fixer sur leur mode de *salification*,
comme sur les proportions respectives des alcaloïdes, en un mot, sur le meilleur mode de
production de ces préparations fébrifuges, telles enfin que nous en publions aujour-
d'hui les résultats. Nous le répétons avec une conviction profonde : nos préparations
pour combattre les fièvres, en vue de perfectionner les deux électuaires précités du
savant médecin Murat, ont toujours été en s'améliorant ; mais ce n'est véritablement
que dans ces derniers temps qu'elles ont subi les améliorations, à nos yeux, les plus
importantes, à savoir : de présenter, sous un petit volume, non seulement toutes les
précieuses propriétés de l'électuaire de quinquina calisaya, c'est-à-dire d'être aussi
fébrifuge et tout aussi anti-périodique que la poudre de la *divine écorce*, mais
encore, et en sus de la facilité d'être ingéré par les personnes les plus difficiles à
prendre les remèdes, de présenter un agent thérapeutique plus sûr encore dans ses
effets que ces électuaires, comme de passer facilement, et sans peser, dans les voies
digestives ; enfin de pouvoir être administré à très-haute dose, sans produire la
moindre nocuité sur l'économie. Quant à nos pilules toniques à destination de remplacer l'électuaire tonique à base de loxa, que dire de cette curieuse préparation
dont on fait usage un jour sur six, et qu'on peut continuer ainsi à administrer
pendant des années entières dans les pays infectés de fièvres, non-seulement sans
fatiguer l'économie, mais encore, et au contraire, en la maintenant constamment ainsi
à l'abri de toutes les maladies qui dans ces contrées déciment la population !

28. — Préférence des auteurs du Codex medicamentarius.
— Le *Codex medicamentarius*, sauf pourtant la dernière édition, a toujours prescrit,
pour les préparations officinales de quinquina, la sorte de ces écorces qui renferme

essentiellement la cinchonine, telle que le *Cinchona loxa*, présentant approximativement, sur quatre parties d'alcaloïde, trois parties de cinchonine. C'est avec la poudre de cette écorce, avec ses extraits alcooliques, avec ses divers sirops simples ou composés, avec sa teinture alcoolique, avec sa décoction, qu'on a obtenu tant de succès en thérapeutique depuis cent cinquante ans ; et, lorsqu'il s'agit d'appliquer le principe actif des quinquinas à cette même thérapeutique, on laisse de côté la cinchonine et ses sels solubles, qui en seraient pourtant l'expression la plus vraie, pour ne voir et ne recourir qu'à la quinine, qui n'en est pourtant que l'accessoire.

Voilà une de ces inexplicables contradictions. Elle nous a choqué de bonne heure : et cela nous a amené à faire dans le temps, de concert avec notre cher et regretté père, une série de longues expériences sur la cinchonine et ses sels, qui n'ont pas peu contribué à nous amener plus tard aux résultats que nous publions.

VI. — ALCALOIDES DU GENRE QUINQUINA : LEURS PROPRIÉTÉS.

29. — Quinine, Cinchonine, Quinidine. — Les sortes de quinquina les plus actives comme les plus usuelles et les plus précieuses pour la thérapeutique renferment essentiellement, comme le quinquina calisaya et le quinquina gris loxa, deux alcaloïdes, dont l'un, la quinine, prédomine dans les écorces du calisaya, et la cinchonine qui, réciproquement, prédomine dans les écorces du loxa. Les nombreuse variétés de quinquina qu'on tire, depuis quelques années, de la Nouvelle-Grenade offrent à l'analyse un nouvel alcaloïde, la quinidine, que la matière médicale, en France, n'a pas encore adoptée, et qui parait jouir de la moyenne des vertus que nous attachons aux deux autres alcaloïdes. L'Allemagne et les possessions anglaises en consomment la majeure partie. Nous ne nous en occuperons point.

La quinine et la cinchonine à l'état de pureté ou non salifiées n'ont jamais guère été prescrites par la médecine française, et avec raison, à cause de leur insolubilité dans l'eau et de leur peu de solubilité dans l'estomac ; raison pour laquelle ne pouvait réussir et devait forcément échouer l'emploi du quinium simple. Il ne manquait au quinium, pour être dans de bonnes conditions de réussite, que d'être rendu soluble, ce qu'il était si facile d'obtenir.

30. — Propriétés comparatives de la quinine et de la cinchonine. — De tout ce qui précède et de beaucoup d'autres documents qu'il ne peut entrer dans nos vues de consigner ici, comme des expériences qui nous sont propres ou qui appartiennent à ceux qui nous ont précédé dans notre famille, nous pouvons dire bien haut :

1o L'alcaloïde-quinine a essentiellement la vertu de couper les fièvres, et, bien que la cinchonine la possède aussi, c'est à un moindre degré ;

2o L'alcaloïde-cinchonine possède essentiellement la vertu spécifique de l'infection paludéenne, et à un plus haut degré que la quinine : aussi est-elle moins antipériodique, mais plus tonique, plus fortifiante.

Citons à l'appui de notre opinion ce qu'en disent quelques expérimentateurs autorisés.

MM. Delondre et Bouchardat, dans leur *Quinologie,* nous disent : « Nous espérons avoir démontré que l'alcaloïde qui forme, en grande partie, la base des quinquinas préférés pendant un siècle et demi est la *cinchonine.....* Mais on comprendra sans peine que l'emploi général que l'on fait aujourd'hui des quinquinas riches à la fois en quinine et en cinchonine rend très-désirable la recherche d'un moyen pratique qui, en respectant les habitudes prises, permette d'utiliser la cinchonine. »

Nous pourrions citer, à l'appui de l'opinion de MM. Bouchardat et Delondre sur l'efficacité de la cinchonine dans le traitement des fièvres, celle de M. le docteur Hudellet, à Bourg-en-Bresse, après les essais auxquels il s'est livré sur l'efficacité de cet alcaloïde, soit dans sa clientèle, soit à l'hôpital, dans une contrée, les Dombes, où les fièvres paludéennes sont endémiques; celle de M. le docteur Beauregard, qui, l'ayant expérimentée près le Havre, prétend « qu'il n'est pas *un seul cas* où le sulfate de cinchonine n'ait eu la même efficacité que le sulfate de quinine »; celle de M. le docteur Wahu, chef de l'hôpital militaire de Cherchell (Algérie); celle de M. Briquet, dont l'autorité est si grande pour tout ce qui se rapporte à la thérapeutique des fièvres, etc.

31. — En quel état les alcaloïdes du quinquina doivent-ils être introduits dans l'économie pour y produire leur maximum d'effet? — « *Corpora non agunt nisi soluta* », a dit l'immortel Linnée. Cet aphorisme est vrai en thérapeutique comme en chimie. J'ai vu, dans mon jeune temps, les médecins de l'époque, d'une certaine ignorance en chimie, donner à des chlorotiques des quantités considérables de *safran de mars,* qui est, comme on sait, un hydrate insoluble de peroxyde de fer, sans que ce fer fût absorbé, ou à peine, et que les malades en éprouvassent le moindre bien. Venait-on à substituer à cette poudre insoluble l'acétate, le tartrate ou le citrate de la même base, sels plus ou moins solubles, dès lors il y avait absorption, et la chlorose semblait disparaître à vue d'œil. De même, pour l'administration rationnelle des alcaloïdes qui préexistent dans les quinquinas, il faut les salifier, mais de manière à obtenir essentiellement un sel *soluble.* Pour cette raison, les sulfates neutres de quinine et de cinchonine sont inférieurs en activité aux acétates de ces mêmes bases.

Les sels inorganiques de fer se transformant, dans l'économie, en lactate et acétate, pour que le fer puisse être absorbé par les vaisseaux chylifères, il semblait; ce que l'expérience a démontré depuis, que ces acétates ou lactates devaient être la forme la plus rationnelle sous laquelle il convenait d'administrer ce métal, lorsque s'en présentait l'indication. Il paraît démontré que les alcaloïdes des quinquinas ne sont assimilés ou absorbés non plus qu'en cet état de lactate ou d'acétate.

Les Anglais, pour le motif de solubilité, donnent la préférence au chlorhydrate de quinine sur le sulfate de la même base; mais, dans l'un et l'autre cas, on introduit dans l'économie une base faible, salifiée par un acide fort. Outre que les sulfates et chlorhydrates de quinine et de cinchonine, introduits dans l'économie, ne peuvent être absorbés qu'à l'état d'acétate ou de lactate, ils résistent longtemps à cette transformation, qui a d'ailleurs pour effet de mettre à nu, et de rendre libres, dans les voies digestives, soit de l'acide sulfurique ou huile de vitriol, soit de l'acide chlorhydrique ou esprit de sel, acides corrosifs comme on sait, et à la présence desquels on est forcé d'attribuer ces phlegmasies gastro-intestinales se produisant si fréquemment chez les sujets auxquels on administre le sulfate ou le chlorhydrate de quinine.

Comment l'acide sulfurique n'agirait-il pas comme corrosif de la muqueuse gastro-intestinale, quand on songe à certain fait qui se produit journellement dans les arts industriels, et que nous allons citer, parce que le rapprochement en est saisissant !

Dans l'art du teinturier en étoffes de laine, la couleur noire s'obtient ordinairement en impreignant d'abord le tissu avec une décoction de tannin, et en traitant ensuite par un sel de fer. Il se forme dès lors un tannate de fer d'un vert foncé, noircissant à l'air. Si, comme sel ferreux, on emploie l'acétate de fer, le drap conserve toute sa flexibilité et sa résistance; si au contraire, et par économie, on emploie le *sulfate* ferreux ou couperose verte ou vitriol vert, la couleur noire en est tout aussi intense, mais le drap est ce qu'on appelle brûlé, car il perd sa flexibilité, et n'a plus aucune résistance à la traction. On le voit, l'acide sulfurique libre exerce dès ce moment son action corrosive sur le tissu; il le brûle, et ces draps n'ont dès lors aucune valeur, pour ainsi dire, lorsque, en employant l'*acétate* de fer au lieu du *sulfate*, ces tissus conservent toutes les propriétés qu'on y recherche. Ne sent-on point la similitude, que disons-nous? l'identité de ce qui se produit dans le corps de l'homme quand on lui ingère des sulfates à base faible, comme la quinine et la cinchonine? L'acide uni à ces bases devenant libre, peu de temps après, on aura, dans les voies digestives, ou de l'huile de vitriol ou du vinaigre libre. Or nous savons que le vinaigre, existant normalement dans ces voies, ne saurait nuire, lorsque l'huile de vitriol est classée justement au nombre des poisons. (Voir art. 32.)

La preuve que l'acide sulfurique est considéré comme malfaisant, comme vénéneux, se trouve encore dans nos lois répressives, qui consacrent une pénalité à la fraude du vinaigre par l'addition de cet acide minéral. D'ailleurs, comment n'agirait-il point en corrodant les muqueuses de l'estomac et des intestins, dès qu'il est assez corrosif pour brûler la laine des tissus destinés aux vêtements?

32. — Action des acides sur l'économie. — Orfila, dans son article *Acide*, du Dictionnaire des sciences médicales, nous dit: « Les acides corrosifs introduits dans l'estomac à petites doses agissent avec la plus grande énergie quand ils sont concentrés. La mort, que ces substances déterminent, est le résultat de l'inflammation qu'elles développent dans les tissus de ce canal et de l'irritation symptômatique du cerveau et de tout le système nerveux. »

M. le docteur Fabre, dans son Grand Dictionnaire de médecine, nous dit (tome I, page 73) : « Une substance qui ne serait pas absorbée n'aurait pas d'action toxique, ne serait pas un poison; en d'autres termes, les expériences sur les animaux prouvent que les acides corrosifs *tuent d'autant plus promptement qu'ils sont plus délayés, et que leur action locale est moindre* ».

Nous lisons encore dans le même ouvrage, tome I, page 74 : « Il y a des acides qui peuvent être pris tels qu'ils s'offrent dans la nature : tels sont plusieurs acides du règne végétal. D'autres ne peuvent l'être impunément, à moins d'avoir été préparés d'une certaine manière : tels sont les acides minéraux. »

Le célèbre Portal a observé assez souvent une maigreur squelettique par un long usage de la limonade sulfurique (qui est de l'eau sucrée légèrement acidifiée par l'acide sulfurique). L'illustre Boyer a fait la même observation. « Dans ces circonstances, dit encore M. Fabre, il y a une sorte d'empoisonnement lent, déterminé par l'acide sulfurique, et dont le phénomène le plus saillant est la *désassimilation* ou l'affaissement progressif des tissus. »

M. Bouchardat, l'éminent professeur de la faculté de Paris, nous dit (Manuel de mat. méd., t. II, p. 204), à propos de la limonade sulfurique : « On dit que son usage trop longtemps continué détermine la cardialgie, l'amaigrissement et une profonde altération des forces digestives ».

Windorf, dans sa Dissertation, signale divers inconvénients attachés à l'emploi de la limonade minérale : outre qu'elle attaque à la longue l'émail des dents, « peu de malades, dit-il, peuvent en supporter l'usage, déterminant des *pincements* d'estomac, de la cardialgie et des vomissements ».

Nous le demandons, après de semblables citations, avons-nous besoin d'insister sur les inconvénients d'administrer le sulfate de quinine, dont l'acide (l'acide du vitriol), ainsi que cela est parfaitement établi, devient libre, dans les voies digestives, par l'absorption de l'alcaloïde? Qui pourrait, d'après cela, contester le danger attaché à une longue administration de ce sel? Sans doute, aucun sel quinique ne coupera mieux un accès de fièvre pernicieuse que le sulfate, et c'est quelque chose quand on n'a que cela; mais pourquoi, dans les cas ordinaires, et qui demandent l'usage prolongé des anti-périodiques, n'emploierait-on pas un sel à innocuité reconnue, et surtout des préparations présentant, comme les nôtres, les deux précieux alcaloïdes des quinquinas? Persister à vouloir employer le sulfate de quinine dans le traitement des fièvres intermittentes régulières nous semble aujourd'hui aussi peu raisonnable que de démolir une maison pour en éteindre sûrement l'incendie.

33. — Par quels acides convient-il de salifier préférablement les alcaloïdes du quinquina, pour moins fatiguer l'économie ? — Ayant, en principe, résolu la suppression des sulfates alcaloïdiques, pour le traitement des fièvres, nous avons hésité longtemps à faire le choix entre les lactates ou les acétates. Disons à la hâte qu'ils sont également bons les uns et les autres. Nous avons, en présence de cette parité de vertus, donné la préférence à l'acétate, dont la préparation est plus simple.

Les travaux de savants modernes, parmi lesquels ceux de MM. Gelis et Conté, ont démontré, d'une manière générale, que les bases salifiées ne sont bien absorbées qu'à l'état de sel organique, et, parmi ces sels, les acétates et les lactates, dont l'acide préexiste dans les sucs gastriques, sont les mieux absorbés. Aussi l'acétate et le lactate de potasse se rencontrent dans presque toutes les humeurs de l'homme et dans les produits de la transpiration.

Les expérimentations auxquelles se sont livrées M. Conté, d'une part, et, d'autre part, M. Louis Bonaparte, par l'administration, à dose longtemps continuée, de l'acétate de quinine dans les environs de Rome (Comptes-rendus des séances de l'Académie des sciences, t. XV), démontrent surabondamment l'innocuité de ce composé.

34. — Quel est le meilleur mode d'administration des acétates quinique et cinchonique, quant aux époques et aux doses? Méthode à nous. — L'opinion des médecins est fort controversée dans le choix du moment auquel il convient le mieux d'administrer les préparations qui dérivent du quinquina. Pour ceux de notre famille qui nous ont devancé dans l'étude du traitement des fièvres, comme pour nous-même, le moment le plus favorable est celui qui suit immédiatement la production de l'accès. Cette préférence marquée repose sur une longue expérimentation comparative; elle a aussi ses raisons dans la crainte que, administrées peu avant l'accès, elles n'exercent la réaction qui leur est particulière en coïncidence de l'accès, ce qui pourrait le rendre extrêmement violent.

L'infection paludéenne résiste à une assez forte dose de sels quino-cinchoniques, et ce n'est que par une longue médication qu'on en peut triompher. Si l'acétate quinique est l'anti-périodique par excellence, l'acétate cinchonique est le plus précieux des toniques et surtout des anti-paludéens. Aussi voulons-nous l'alliance constante de ces deux acétates, mais avec cette différence que, dans le début, et pour couper les accès, pour produire un grand effet de perturbation, nous employons l'acétate quino-cinchonique avec prédominance du sel quinique, lorsque, comme moyens préventifs et pour détruire les derniers vestiges de la mucédinée paludéenne, nous donnons un acétate dans lequel prédomine à son tour le sel cinchonique. Ces dernières préparations, sous le nom de *pilules toniques fortifiantes,* doivent être rigoureusement continuées jusqu'à ce que le malade se sente revenu dans toute la plénitude de santé.

On ne guérira, quoi qu'on fasse, que par une administration longue de ces préparations, et c'est pour cela qu'il y a une si grande importance, nous ne saurions trop le redire, à ce qu'elles ne renferment nullement de l'acide sulfurique (huile de vitriol), qui, devenant libre dans l'économie, détermine inévitablement, et comme nous l'avons déjà signalé, une intolérance des voies digestives, qui rend impossible l'administration non-seulement de ce même sulfate de quinine, mais encore des inoffensives préparations acétiques comme les nôtres.

35. — Nos procédés de laboratoire. — Rien n'est plus facile, pour nous, que la préparation de notre quinium soluble ou acétate quino-cinchonique. Voulons-nous produire nos pilules d'opiat pour couper les accès, nous prenons du quinquina jaune calisaya, *vrai et titré* : nous le traitons par l'oxyde calcique et par l'alcool, dans un appareil à déplacement; nous distillons pour séparer l'alcool, et nous ajoutons quantité suffisante d'acide acétique pour saturer. Nous portons sur le feu dans une bassine d'argent vierge ou pur, où nous concentrons jusqu'à consistance de masse pilulaire, après avoir ajouté quantité suffisante d'une poudre inerte, pour grossir convenablement nos pilules et prévenir leur affaissement. Voulons-nous obtenir, au contraire, les pilules dites toniques de notre traitement, nous prenons du quinquina gris loxa *titré*, et dans lequel la cinchonine représente le triple de l'autre alcaloïde, et nous le traitons absolument comme le quinquina calisaya. La masse pilulaire s'obtiendra en tout point de même. (Voir pour d'autres détails art. 36.)

Tout cela est facile à faire avec les données complémentaires que le calcul et l'expérience nous ont acquises; mais, ce qui ne sera jamais à la portée de tout le monde, c'est le moyen de se procurer des matières premières de bonne qualité, présentant les rapports voulus entre les alcaloïdes que nous recherchons, et comportant, outre la nécessité de capitaux considérables, l'habitude de l'analyse des quinquinas et tout un cortége d'appareils spéciaux. Il y a dans le commerce de la droguerie tant de quinquinas de mauvaise qualité, que l'analyse seule peut faire connaître, que le pharmacien devra renoncer à la fabrication de nos produits, à moins qu'il ne veuille en faire, comme nous, une spécialité. C'est pour le coup qu'on peut dire, avec Civiale et M. Bouchardat, que la spécialité a son utilité, nous ajouterons sa nécessité, et que, en ne le reconnaissant point, on est d'abord injuste envers les spécialistes, comme l'a proclamé Civiale, mais on devient nuisible à la société.

VII. — LE FÉBRIFUGE TEL QUE NOUS LE PRÉPARONS.

36. — Sa composition sincère. — Ce fébrifuge est représenté par des pilules de deux dimensions : les plus grosses, sous le nom d'*Opiat pour couper les accès*, au nombre de six, renferment, chacune, 20 centigrammes des alcaloïdes qui préexistent dans le quinquina *calisaya*, mais salifiées, dans leur rapport naturel à l'état d'acétate, ce qui les rend solubles, et les présente dans les meilleures conditions d'une rapide assimilation. Les petites pilules, sous la qualification de *toniques*, en grand nombre, contiennent chacune 75 milligrammes des alcaloïdes, également à l'état d'acétate, qu'on retire du quinquina de *loxa*.

Les pilules d'*opiat*, rougies extérieurement pour éviter toute erreur, représentent, comme on le voit, les principes actifs du plus fébrifuge des quinquinas, et elles sont naturellement destinées à couper les accès; tandis que les petites pilules, offrant, de leur côté, les alcaloïdes rendus solubles de l'écorce du *loxa*, le plus tonique parmi les espèces du genre *Cinchona*, sont appelées à fortifier l'économie pour la garantir du retour des accès.

Afin de grossir convenablement nos pilules, et qu'elles ne s'affaissent point avant leur dessication, nous ajoutons à notre acétate quino-cinchonique q. s. de poudre inerte, et telle que celle d'une de nos céréales, préalablement torréfiée pour en détruire la plasticité.

Cette déclaration sincère sur la composition de notre spécialité était devenue nécessaire, pour qu'on ne pût désormais la ranger au nombre des remèdes secrets. Elle nous permet, en outre, de fixer le corps médical sur la nature exacte de cette préparation et de lui donner ainsi la légitime satisfaction de connaître un agent qu'il est appelé à prescrire souvent, et d'autant plus fréquemment que la théorie le lui signalera, plus clairement, comme le premier des antipériodiques que possède la matière médicale, dans l'état actuel de nos connaissances. Ce qui nous a empêché de livrer plus tôt à la publicité cette composition si admirée par les uns, si décriée par quelques autres, a été essentiellement, nous l'avons déjà dit, la crainte que, livrée en quelque sorte désormais au premier venu, partant, trop souvent, à des hommes peu soigneux, parfois peu scrupuleux, on n'éprouvât de grands mécomptes dans les propriétés d'une préparation obtenue sans les soins minutieux qu'elle exige, ou avec des écorces de mauvaise qualité si répandues dans le commerce de la droguerie. Aussi ne répondons-nous, qu'on le sache bien, que des produits sortant de notre laboratoire, et que nous ne livrons, pour qu'on ne puisse confondre, que dans des enveloppes de forme et de couleur spéciales, revêtues, comme suprème garantie, de notre griffe.

37. — Ses propriétés. — Cette préparation présente, on le voit, la plus grande similitude de composition avec le *quinium*, qui a été, comme on le sait, l'objet d'un rapport favorable de la part de l'Académie de médecine. Mais le quinium, tel que l'ont proposé MM. Delondre et Labarraque, ne pouvait répondre et n'a pas répondu, tant s'en faut, à l'attente générale, et cela, tout simplement, parce que les précieux alcaloïdes qu'il renferme, non salifiés, et, partant, peu solubles, ont été peu assimilables dès-lors au corps humain, d'une digestion difficile et surtout incomplète.

Notre produit n'aurait-il que le seul avantage d'offrir à la pratique médicale les principes rendus solubles du quinquina jaune calisaya, d'une part, pour couper les fièvres, et, d'autre part, dans le même état, les alcaloïdes qui préexistent dans le quinquina gris de loxa, qu'on s'expliquerait le succès qu'il obtient depuis trente ans, en France et dans les contrées d'outre-mer. Mais la raison qui permet d'administrer à haute dose, et pendant de longues périodes, l'acétate quino-cinchonique, sans qu'il en résulte la production de ces phlegmasies que détermine si souvent l'usage prolongé du sulfate de quinine (à cause de son acide fort, l'acide vitriolique, uni à une base faible), explique encore et surtout ses succès.

Ajoutons à tous ces avantages notre mode d'administration, qui débute par les antipériodiques et finit par les toniques, méthode que nous devons, comme un grand nombre de nos procédés, à feu J. Gaffard, notre père, ainsi que nous, de son temps, médecin et chimiste ; nos soins minutieux dans les opérations ; l'emploi d'appareils de notre invention nous ayant valu des récompenses honorifiques ; enfin nos ressources pour nous approvisionner en matières premières de qualité parfaite ; et nous aurons un complément d'explications, même superflu, à ces succès.

Quel est le praticien qui ne sait que l'usage, surtout l'usage prolongé, du sulfate du quinine a souvent déterminé des gastralgies ou des entéralgies plus difficiles à guérir que l'affection paludéenne pour la cure de laquelle on l'avait administré ! Non-seulement il n'y a rien de semblable à redouter par l'emploi de notre médication, mais encore on peut désormais attaquer de front ces phlegmasies diverses liées à l'élément paludéen, ces fièvres larvées, ces fièvres nerveuses, qui ne cèdent qu'à une forte dose d'antipériodiques et à un long emploi, comme préservatif et tonique, de l'agent par excellence qui préexiste dans les quinquinas de loxa.

Avons-nous besoin de répéter que la cinchonine rendue soluble a été trop méconnue parmi les agents de la matière médicale? et c'est d'autant plus difficile à expliquer qu'elle est la base dominante qui préexiste dans les sortes de quinquina que le Codex et l'Académie recommandent pour la généralité des opérations pharmaceutiques.

Nous ne pensons pas qu'après ces explications il puisse y avoir un médecin de bonne foi, et ils le sont tous, nous le croyons, qui ne reconnaisse théoriquement la supériorité de nos préparations, comme de notre *modus administrandi*, sur les traitements qu'on est dans l'habitude de prescrire.

Nous devons répéter, mais non pour les médecins, qui le savent comme nous, que l'acide acétique que nous unissons aux alcaloïdes insolubles des divers quinquinas pour les salifier et les rendre solubles, est non-seulement d'origine organique, et partant fort assimilable, mais que cet acide faible préexiste, même dans les sucs de l'estomac, appelé qu'il est, de concert avec l'acide lactique, à dissoudre les aliments de l'homme, et à les chilifier pour en faire passer les principes alibiles et bienfaisants dans le torrent de la circulation.

38. — Autres avantages. — Notre traitement n'assujettit, pour ainsi dire, à aucun soin ni à aucun régime particulier; il n'empêche point le malade de se livrer à ses occupations ordinaires dès qu'il en sent les forces, ce qui arrive au bout de peu de jours. Il n'implique l'emploi ni d'un vomitif ni d'un purgatif, pas même celui d'une tisane désagréable. Ajoutons cependant que l'usage d'une infusion amère, comme boisson, ne saurait nuire ; pas plus que celui d'une petite quantité de vin étendue d'eau, prise au repas, surtout lorsque le malade a commencé l'emploi des pilules toniques.

Ce traitement peut être suivi par les femmes en état de grossesse, par les nourrices, par les vieillards et par les enfants de tout âge, pour lesquels on fractionne le remède, comme nous l'exposons page 30 du présent mémoire; remède qu'on peut bien administrer aussi en lavement, chez les sujets qui, ayant l'estomac malade, auraient à craindre de les rejeter par la bouche ; mais ce genre d'administration comporte, juste, une dose double du remède qu'on prendrait normalement, et qu'on fait dissoudre (chaque prise) dans une quantité d'eau égale, approximativement, à un verre à boire.

39. — Erreurs. — Il est des personnes qui, très-affaiblies par l'effet de la maladie, craignent de prendre la dose du remède qui se rapporte à leur âge ; mais elles se trompent, car, nos préparations étant essentiellement fortifiantes, il en faudrait plutôt une plus forte qu'une moindre dose. Aussi est-ce bien souvent le cas, pour obtenir une cure immédiate, de prendre consécutivement deux de nos fébrifuges au lieu d'un seul. Il est aussi des fiévreux qui, parce que leurs accès sont faibles, pensent guérir avec une fraction du remède, et ils sont également dans l'erreur : car, si ce genre d'accès se coupe avec une certaine facilité, la rechute en est toujours fort à craindre. Qu'on sache bien que c'est en attaquant faiblement les fièvres, et par suite des rechutes consécutives qui en résultent, que se développent les hypertrophies de la rate et du foie, si souvent mortelles ! Heureusement que nos préparations, administrées par deux remèdes l'un à la suite de l'autre et sans interruption, ont presque toujours pour résultat de guérir les obstructions comme l'hypertrophie de ces viscères.

On voit fréquemment des malades à qui on a coupé les fièvres par de faibles moyens rester longtemps sans pouvoir se rétablir, bien qu'ils n'aient souvent ni accès, ni même ce qu'on appelle des *revers* : ils sont pâles, faibles, tristes, éprouvant plus ou moins de dégoût pour les aliments, etc. On les tire aisément de cet état au moyen d'un de nos fébrifuges *complet*, administré comme s'il y avait de vrais accès de fièvre intermittente. Lorsque, à ces symptômes, se joint une enflûre des pieds, sensible le soir surtout, ou une bouffissure de la face, on ajoute à l'emploi du fébrifuge l'usage en boisson d'une décoction de feuille verte de céleri ou de cerfeuil, dans chaque litre de laquelle on met à dissoudre un gramme de nitrate de potasse, à prendre dans la journée.

En général, toutes les fois qu'un malade, après avoir eu les fièvres, quelque médication qu'il ait employée, mettra longtemps à se rétablir, qu'il ait ou qu'il n'ait point d'accès, s'il se met à suivre nôtre traitement comme s'il avait encore les fièvres, il sera bientôt tiré de cet état.

40. — **Les succès expliquant la faveur.** — La faveur croissante qui s'attache à nos moyens s'explique, évidemment, en ce que les fièvres qui, traitées par le sulfate de quinine, reviennent ou répercutent au point qu'on ne peut, dans certaines contrées, s'en débarrasser, sont, par l'usage de nos préparations, coupées avec presque certitude d'en éviter tout retour. D'une ingestion facile, elles pèsent rarement sur l'estomac, et ne laissent après elles aucun embarras intestinal. Composées essentiellement de principes toniques, sans être excitants, les malades sentent, sous leur influence, les fonctions digestives rentrer, presque aussitôt, dans leur état normal, et peuvent ordinairement, sans délai, reprendre leurs travaux. Il fallait avoir trouvé un agent capable de couper les accès sans fatiguer l'estomac, employer une médication réparatrice qui, s'attachant à l'affaiblissement que déterminent les accès sur l'organisme, mît rapidement le malade dans un état de force pouvant le faire résister à une nouvelle infection paludéenne.

41. — **Vin de quinquina.** — Le vin de quinquina, si souvent prescrit en médecine, contient essentiellement les alcaloïdes du quinquina, à l'état de tartrate et surtout à l'état d'acétate, comme dans nos pilules. Chaque litre de ce vin renferme la même quantité de ces principes de vingt de nos pilules toniques. On ne pourra donc mieux faire, quand il s'agira d'obtenir un vin de quinquina de première qualité, ordinairement supérieur à celui des pharmacies, à cause de la difficulté qu'éprouve le pharmacien à se procurer des quinquinas de qualité irréprochable, que de le préparer par la dissolution de vingt à vingt-quatre de ces pilules dans un litre de bon vin. En agitant de temps en temps, ces pilules s'y dissolvent en quelques heures. Ce vin est, dès lors, propre à la consommation, tout louche qu'il est; mais on peut, si on veut, lui donner la transparence, en le filtrant au travers d'un simple tissu de laine, comme flanelle, serge, mérinos, etc. Ce vin de quinquina, d'une efficacité constante, d'un coût relativement minime, d'une confection rapide, présente, en outre, l'avantage de pouvoir être préparé sans addition aucune d'alcool; alcool presque toujours nuisible par lui-même, et souvent désagréable et même insupportable à certains fiévreux, particulièrement aux personnes du sexe et aux enfants. Une boîte de nos pilules, ou 60, envoyée *franco* pour cet usage, est du prix de 3 fr. 75 c. Dans ces mêmes conditions, une demi-boîte est du prix de 2 francs.

Les personnes d'une forte constitution, ou celles vouées aux travaux pénibles, ayant l'habitude de boire une assez notable quantité de vin, et qui, pour cela, auraient une préférence à prendre nos pilules toniques dissoutes dans ce liquide, le pourraient sans inconvénient. Les 15 pilules, qui doivent se prendre tous les cinq jours, seraient mises à dissoudre dans 3/4 de litre de vin, formant dès lors un vin de quinium, dont un demi-verre serait administré toutes les heures, dans la journée, jusqu'à achèvement.

Rien ne s'oppose, non plus, à ce que ces mêmes personnes prennent les six pilules d'opiat, pour couper les fièvres, dissoutes dans trois verres de vin, dont on prendrait, dès lors, un demi-verre toutes les heures, en commençant immédiatement après un accès, chaque demi-verre en remplacement d'une pilule d'opiat (voir 44).

42. — Moyens de se procurer le fébrifuge. — Le prix de ce fébrifuge est de *six francs*, qu'on le prenne dans les pharmacies ou qu'on le demande à M. Aug. Gaffard, à Aurillac, en lui envoyant *franco* un mandat de poste de cette valeur. Un service est organisé chez lui pour que le remède soit remis immédiatement à la poste, et qu'il parvienne *franco*, sous bref délai, à toute adresse en France, en Corse ou en Algérie, serait-ce dans le plus humble hameau. Il faut donner, à cet effet, une adresse complète et lisible.

Tenues en un lieu sec, ces pilules se conserveront indéfiniment sans altération. Du reste, lors même que l'humidité aurait eu pour résultat de les ramollir et même de produire un peu de moisissure à la surface, elles ne cesseraient point d'être efficaces.

VIII. — EMPLOI DÉTAILLÉ DE NOTRE FÉBRIFUGE.

43. — Caractères distinctifs extérieurs. — L'étui de carton dans lequel il est renfermé, de couleur chamois, à liseré orangé, est revêtu d'une étiquette qui, ainsi que les fonds de cet étui, porte l'empreinte de notre signature. Cette première enveloppe renferme une notice imprimée, dans laquelle sont roulées deux boîtes à pilules. Une de ces boîtes contient, sous le nom d'*Opiat*, six grosses pilules rouges pour couper les accès; et l'autre boîte renferme, sous la qualification de *toniques*, un grand nombre de pilules fortifiantes, de couleur grise, destinées à rétablir les forces du malade, lorsque les accès ont été coupés par l'effet des pilules d'opiat. Les pilules toniques ont un effet essentiellement préservatif des fièvres. La manière de faire usage de ces diverses pilules exerce une grande influence sur le résultat, qu'il s'agisse de se débarrasser ou de se préserver des fièvres.

44. — Opiat. — Les six pilules rouges d'*opiat* seront administrées aux fiévreux dans un des intervalles des accès. On devra en commencer l'usage dès la fin de l'accès, en prenant d'abord une de ces pilules; puis une autre, d'heure en heure, jusqu'à achèvement des six. Comme il faut rigoureusement éviter leur administration pendant les accès, s'il arrivait que l'accès subséquent se produisît pendant la prise des pilules, on en suspendrait l'usage jusqu'à cessation de cet accès, et, dès lors, pour continuer. Quoiqu'il soit facile d'avaler ces pilules, qu'on place une à une dans la bouche, buvant par-dessus un verre d'eau sucrée ou non sucrée, on peut les envelopper dans du pain azyme, dans de la pulpe d'un fruit cuit, ou dans une confiture quelconque, mais en buvant toujours, par-dessus, le verre de boisson précitée, chaude ou tout ou moins tiède. Ces pilules d'opiat coupent subitement toute sorte de fièvre intermittente, qu'elle soit quotidienne, c'est-à-dire se produisant tous les jours; tierce, ou de trois jours l'un; quarte, ou de quatre jours l'un, etc. : aussi le malade qui en a ainsi fait usage n'éprouve généralement plus aucun accès, bien que quelquefois il s'en produise exceptionnellement un encore, mais qui, dès lors, est bien le dernier. — Pour ces pilules, comme pour tout remède, leur administration devra être distante d'une heure au moins des repas, soit avant, soit après.

Lorsqu'on voudra administrer notre opiat dans un cas où les accès n'existent point, soit qu'il s'agisse de prendre consécutivement deux fébrifuges pour consolider la guérison des fièvres, soit qu'on veuille en faire usage comme moyen de se garantir de cette affection, soit même qu'il y ait lieu d'y recourir pour combattre des symptômes vagues de l'affection paludéenne, on en commencerait l'usage dès le matin, à jeun, prenant régulièrement une des pilules toutes les heures, attendant une heure après pour l'ingestion d'un bouillon ou d'un potage, et, deux ou trois heures après, pour recevoir une alimentation plus copieuse.

45. — Pilules toniques ou fortifiantes. — Les *pilules toniques ou fortifiantes* seront admistrées au nombre de quinze, de cinq en cinq jours, en se mettant à leur usage le cinquième jour, après avoir pris l'opiat. On commence à prendre trois de ces pilules dès le matin, et on renouvelle leur administration, par trois toutes les heures, jusqu'à consommation de quinze. Une heure après la dernière prise, on peut se permettre l'usage d'un bouillon ; et, deux ou trois heures après, une alimentation plus copieuse. On devra, comme pour les pilules d'opiat, boire, à chaque prise de pilules, un verre ou un demi-verre d'eau sucrée ou non sucrée, non froide, comme doivent être toutes les boissons des fiévreux. — Comme les pilules d'opiat, on peut les envelopper dans du pain azyme, dans de la pulpe de fruits ou dans de la confiture. Les malades qui ne pourraient avaler les pilules obtiendraient le même résultat en buvant de l'eau dans laquelle on les aurait fait dissoudre.

46. — Bons effets obtenus par l'emploi du fébrifuge que nous préparons. — Et puisque nous en sommes aux propriétés de nos préparations, on nous permettra de fournir, comme renseignements complémentaires de ce chapitre, quelques courts extraits de la correspondance qui s'est échangée à leur sujet, soit avec des membres les plus honorables du corps médical, soit avec des personnes charitables qui, persuadées qu'elles font le bien, en répandent l'usage autour d'elles avec un zèle infatigable.

M. Bourdicaut-Dumay, médecin et maire à Murat (Corrèze) : « Comme toujours, votre préparation fait merveille en rendant la santé aux fiévreux. Sur trente environ que j'ai fait prendre, *pas une seule* n'a manqué son but. »

M. Casterès, curé de Brach (Gironde) : « … La personne a été *à l'instant radicalement guérie* ; tous les autres remèdes avaient échoué contre les fièvres rebelles : le vôtre *a été vainqueur, comme il l'est toujours et partout ;* le remède d'Aurillac est une merveille dans la médecine. Honneur, etc. »

M. Ponchinat, docteur-médecin à Port-Vendres (Pyrénées-Orientales) : « La dose de votre médicament *a fait merveille dans le cas difficile* où je l'ai employé ».

M. le comte d'Ussel, directeur-propriétaire de la ferme-école des Plaines, membre du Conseil général de la Corrèze, chevalier de la Légion-d'Honneur, etc : « Une fièvre persistante depuis *dix-huit mois,* et qui s'était montrée rebelle à la quinine à haute dose, a été *complètement vaincue* par votre traitement, etc. »

M. le docteur Roussel, chevalier de la Légion-d'Honneur, ancien médecin de l'Institut des Sourds-Muets de Paris : « Je dois à vos pilules toniques fébrifuges le retour de l'appétit et des forces que j'avais perdues depuis bon nombre de mois : leur effet a été *prompt, merveilleux et entièrement inoffensif,* c'est-à-dire sans fatigue, sans malaise, sans aucune pesanteur d'estomac. C'est une préparation qu'on n'apprécie peut-être pas assez, qu'on ne peut trop connaître, etc. »

M. Emery-Desbrousse, curé de Chenac (Charente-Inférieure) : « Vos remèdes ont définitivement un *succès infaillible* : j'en ai déjà vu employer neuf, et tous ont produit des résultats dépassant toutes espérances ».

M. Allègre, docteur-médecin à Allassac (Corrèze) : « Chaque fois que j'ai cru devoir le prescrire, *il a fait merveille* ».

M. Jules Besquent, maître de forges et maire de Trédion (Morbihan) : « Je tiens votre remède comme *le plus efficace qui existe* ».

M. le docteur Dubois, d'Antoniac (Dordogne) : « Votre remède a été employé jusqu'à présent *sans qu'il y ait eu une seule récidive....* ».

M. Malet, archiprêtre, curé d'Houeilles (Lot-et-Garonne) : « ... Je voudrais, pour le bien de l'humanité, qu'il vous fût possible d'établir un dépôt de votre *merveilleux* remède dans chaque chef-lieu de canton, afin que tous les fiévreux pussent facilement s'en approvisionner, au lieu de se gorger de sulfate de quinine... ».

M. le docteur J. Verdet, de Donnery (Marne) : « ... Je n'ai tant tardé à vous répondre que pour vous faire connaître le résultat de votre remède, que j'ai expérimenté sur une fièvre de dix-huit mois. Ce remède *a fait ce que n'ont pu faire le sulfate de quinine, l'extrait de quinquina et les vins de quinquina*, c'est-à-dire qu'il *a mis fin* aux pénibles accès qui auraient fini par épuiser entièrement mon malade. »

M. Chapel, curé de Saint-Salvadour (Corrèze) : « ... Déjà plus de *soixante personnes* de ma paroisse doivent à votre traitement la *guérison complète de leurs fièvres, sans qu'il ait manqué dans un seul cas...* ».

M. le docteur Couturier, à Mérinchal (Creuse) : « ... En échange du bon de poste, ci-joint, de cent francs, veuillez m'envoyer encore de votre *excellente* préparation *dont je n'ai qu'à me louer*, s'étant acquis dans nos contrées marécageuses, où je fais de la médecine, une réputation *bien méritée....* »

M. de Duesme, ancien inspecteur général des établissements de bienfaisance : « ... J'ai fait usage de vos pilules fébrifuges après avoir inutilement employé le sulfate de quinine contre une fièvre bilieuse des plus fatigantes, et je suis heureux, de toute manière, de vous dire que votre remède a complètement justifié les promesses consignées dans l'instruction... ».

M. Merot, docteur-médecin à Savenay (Loire-Inférieure) : « ... Je vous prie de m'envoyer encore votre préparation, *qui m'a jusqu'à présent merveilleusement réussi dans les fièvres les plus rebelles* aux moyens ordinaires... ».

M. Champaignet, curé de Cazeneuve (Gers) : « ... Je vous ai béni mille fois, et je n'ai point cessé un instant de préconiser l'excellence de votre médication. Si votre nom devient populaire dans nos contrées, il le doit à ma prédication infatigable. Le premier j'ai été traité par vous, Monsieur, et *j'ai vu une vingtaine de malades qui tous, sans exception*, vous sont redevables de leur guérison .»

M. Chevrier, médecin et juge de paix à Charroux (Vienne) : « ... Je vous prie de m'expédier deux nouvelles boîtes de votre préparation, *dont les effets sont constamment infaillibles* et dont l'usage n'est pas assez répandu ».

M. Lebloys, docteur-médecin à Rosier (Haute-Vienne) : « ... Depuis deux ans que j'emploie votre préparation, *elle m'a toujours réussi, et je lui dois des guérisons presque inespérées ...* ».

47. — **Réflexions.** — Nous devons à la vérité de déclarer que, parmi les lettres que nous recevons, il en est qui sembleraient faire croire au premier abord que nos préparations laissent à désirer dans quelques cas; hâtons-nous de dire que les mécomptes dont il s'agit tiennent presque toujours à ce que les malades ont mal

exécuté notre traitement, soit qu'ils aient mal pris les pilules, en ne se conformant point au mode d'administration que nous venons d'indiquer, soit et surtout que, se croyant guéris avant l'achèvement des pilules, ils n'en continuent point l'usage jusqu'à épuisement de la boîte. Nous insistons sur ce point, parce que c'est là que se trouve la principale cause des mécomptes, quoique rares, qui se produisent : le malade va si bien après les premières prises du remède qu'il se croit guéri, et néglige, dès lors, une médication à l'achèvement de laquelle est attachée la cure complète des fièvres. Sans doute le fiévreux qui a ainsi tronqué le traitement se remet, dès que se manifestent des symptômes de rechute, à l'usage interrompu de nos agents; mais c'est dès lors quand il n'est plus temps et qu'il est redevenu nécessaire de tout recommencer. Au lieu de la fatigue, du malaise et des douleurs qu'on éprouve sous l'influence du sulfate de quinine, le malade, dès les premières prises de notre remède, verra son appétit augmenter, les forces lui revenir, la pâleur de la face disparaître, et il se sentira bientôt dans un état de vigueur capable de lui faire braver les intempéries comme de résister à l'infection des effluves pouvant lui redonner les fièvres. Ce n'est donc point de prendre trop de pilules, mais de n'en point prendre assez qu'on doit avoir à craindre, puisque, lors même qu'on en consommerait trois et quatre fois plus qu'en indique la notice, il n'en résulterait aucun inconvénient. Plus on a gardé les fièvres, plus le délabrement qui en résulte est profond, et plus il convient de continuer longtemps l'usage des préparations qui doivent y remédier.

Il faut remarquer qu'on n'a, le plus souvent, recours à nos moyens que dans le cas où le sulfate de quinine a échoué, et que le dépérissement résultant de la longue période pendant laquelle le sujet est resté ou malade ou sous l'influence d'une médication irritante, nécessiterait alors un plus long usage de nos préparations, tel que l'emploi consécutif de deux de nos fébrifuges, comme certaines conditions de bonne réussite, telles qu'une bonne alimentation, des vêtements chauds, l'abri du mauvais temps; l'abstention d'un travail au-dessus de ses forces, etc.; conditions d'autant plus difficiles, chez la classe laborieuse, que le malade, souvent ignorant et malheureux, et d'autant plus pauvre qu'il est resté plus longtemps malade, n'a plus alors à sa disposition aucun des moyens qui pourraient le ramener à la santé, et se borne à l'achat d'un seul remède, quand son état de délabrement en voudrait deux doses consécutives : bien heureux encore lorsqu'il n'est pas contraint par la misère de partager un de ces remèdes avec un membre de sa famille ou son voisin !

48. — Recommandation essentielle. — Deux doses de notre remède, employées consécutivement, sont si peu nuisibles qu'il est une contrée de la Turquie, malheureusement célèbre par les ravages que l'épidémie des fièvres y fit sur notre armée, lors de la guerre d'Orient, où des négociants français de notre connaissance n'ont pu vivre à l'abri des affections paludéennes, qu'en continuant constamment notre traitement; et leur santé s'y est maintenue, comme elle s'y maintient parfaite, par l'effet de cette médication prophylactique.

D'après ces données, lorsqu'il s'agira d'un de ces cas exceptionnels de fièvres négligées ou manquées, qu'on ne balance pas un instant dans l'administration consécutive de deux de nos remèdes; mais, s'il s'agissait simplement, pourtant, d'un cas dans lequel nos préparations, n'ayant pas encore été employées ou l'ayant mal été, on a à craindre l'insuffisance d'une dose ordinaire, il se présenterait dès lors la question de savoir si, pour triompher de la difficulté, il doit suffire de l'emploi d'un seul remède, ou s'il y a lieu de recourir à l'usage consécutif de deux. Nous avons cherché, avec soin, les symptômes qui pourraient nous faire connaître les cas où l'emploi de deux doses est rigoureusement nécessaire : nous avons le regret de déclarer que nous n'avons pu en trouver *à priori*, mais nous n'en sommes pas moins parvenu à notre but, et voici à quel caractère on reconnaîtra qu'il y a lieu d'administrer consécutivement, et sans autre interruption que celle de cinq jours, un deuxième fébrifuge, après un premier : ce sera *lorsque, après avoir employé ce premier, moins les quinze dernières pilules toniques, le malade n'éprouvera pas un bien-être complet.* S'il lui reste alors soit des *revers*, soit une douleur ou pesanteur de tête, une lassitude ou douleur dans les jambes, un embarras ou gonflement dans le ventre ou les côtés, une difficulté de digérer ou un défaut d'appétit, des frissons, une enflure des pieds sensible surtout le soir, ce sont là des signes auxquels on reconnaîtra l'insuffisance d'un premier remède et la nécessité d'un second dont l'usage devra recommencer, *nous ne saurions trop le redire*, cinq jours après l'achèvement des dernières pilules toniques du premier. De là l'importance d'être approvisionné à temps de deux remèdes, lorsque l'éloignement d'un débit de ces préparations ne permettrait pas de disposer à volonté d'un deuxième, si nécessaire immédiatement.

49. — Divers états morbides au traitement desquels s'applique notre médication. — Nous l'avons déjà dit, il est des états dans lesquels, bien qu'il n'y ait point d'accès réglés, on est cependant sous l'influence d'une affection paludéenne dont triomphent aisément nos préparations; mais elles sont réciproquement indiquées dans les cas où, sans qu'il y ait des frissons, de la chaleur, de la sueur, de la douleur de tête, de la soif, etc., il y a seulement des symptômes périodiques ou intermittents. Qu'un malaise ou une douleur quelconque se produisent tous les jours, tous les deux ou tous les trois jours, à une heure réglée ou prévue, quel que soit ce malaise, quelque partie du corps où cette douleur ait son siége, comme à une dent, à une tempe, à une oreille, etc., on aura affaire à une de ces affections dans lesquelles ces préparations sont le mieux indiquées.

Dans les contrées fiévreuses, il est assez commun d'observer un genre d'affections qui semblent appartenir à la classe des névroses par les caractères bizarres qu'elles présentent, mais qui, résistant aux traitements qui ont pour base les calmants et les anti-spasmodiques, offrent un symptôme essentiel pourtant, et dont on ne tient pas ordinairement un compte suffisant : celui d'exacerbations plus ou moins périodiques dans lesquelles se manifestent soit de la céphalalgie, soit des douleurs à l'épigastre, au bas-ventre, dans les lombes, le long de la moëlle épinière, accompagnées parfois de frissons, quelquefois de chaleur et malaise, de faiblesse, de baillements, de pandiculations, etc. Ces affections, constituant la *fièvre larvée*, cèdent aisément à l'emploi, mais à l'emploi prolongé, de notre médication.

50. — Propriétés prophylactiques du fébrifuge, dues à son innocuité sur l'économie. — Les expériences faites, à notre instigation, dans les contrées où les fièvres sont endémiques, comme dans les Dombes, dans les Marais-Pontins, dans la banlieue de Madrid, etc., démontrent que nos préparations administrées annuellement, comme moyen de préservation des fièvres, aux sujets les plus disposés à les contracter, les en garantissent pendant une période plus ou moins longue, et en raison de la quantité administrée. Nous nous faisons un devoir de publier ces résultats, persuadé qu'on pourrait faire une utile application de cette propriété dans les contrées nombreuses où les fièvres enlèvent, tous les ans, un grand nombre de bras aux travaux agricoles.

M. le docteur Debure, qui a employé nos préparations dans de nombreuses contrées fiévreuses et sous diverses latitudes, où ses longs et nombreux voyages l'ont porté tour à tour, consigne, dans son Manuel de médecine : « ... Parmi les moyens qui, pendant notre longue pratique *nous ont procuré le plus de succès,* nous citerons, pour le traitement des fièvres intermittentes, les pilules de M. Aug. Gaffard, d'Aurillac, administrées selon sa méthode. Cette médication facile à suivre, qui ne fatigue point le malade, s'appliquant à tous les âges, à toutes les positions, triomphe sans peine des cas rebelles aux traitements ordinaires. L'usage de ces pilules dans les contrées humides et marécageuses, comme les bords du Tibre, les environs d'Andrinople, de Madrid, de Barcelone, de Rio-de-Janeiro ; comme la Sologne, les Dombes, la Bretagne, etc., offre à la thérapeutique un moyen des plus précieux. En outre, administrées comme agent préventif, ces pilules semblent garantir ceux qui les prennent en état de santé des affections paludéennes qui font annuellement de si grands ravages. »

51. — Nécessité d'allier l'emploi du stramonium à celui de notre fébrifuge, pour en supporter l'administration, dans des cas de phlegmasie du tube digestif déterminée par l'emploi du sulfate de quinine. — Lorsque, à la suite de l'administration plus ou moins prolongée du sulfate de quinine, il se sera produit une de ces gastralgies qui sont un obstacle, à cause des vomissements ou d'une intolérance de l'estomac, à l'emploi de notre antipériodique, nous possédons des *pilules sédatives* qui, administrées concurremment avec notre fébrifuge, en rendent ordinairement l'usage parfaitement supportable et permettent, dès-lors, d'aspirer à la cure d'une affection trop souvent mortelle. Ces pilules sédatives sont délivrées par nous, au même prix de 6 francs, et envoyées, comme le fébrifuge, *franco,* à toute adresse. La boîte en renferme 90, qui seront prises, comme l'indique la notice qui y est jointe, au nombre de trois par jour, et jusqu'à achèvement de la boîte. Quant au fébrifuge, dont deux doses consécutives seront, dans ces cas, indispensables, on en commencera l'usage comme l'indique la présente notice, mais seulement à partir du huitième jour de l'administration des pilules sédatives. Dès ce moment, les deux remèdes (pilules sédatives et fébrifuge) seront administrés, chacun suivant sa notice respective, sans préjudice l'un de l'autre, et jusqu'à ce que les 90 pilules sédatives soient épuisées, époque à laquelle on se bornera au seul usage du fébrifuge.

Nous n'employons aucun remède secret, et la notice jointe aux pilules sédatives en indique l'exacte composition : disons tout de suite qu'elles renferment 3 centigrammes d'extrait de stramonium obtenu dans le vide, par un de nos appareils nous ayant valu une médaille d'argent à l'exposition de Toulouse, section des Arts chimiques.

IX. — APPROPRIATION DE NOTRE FÉBRIFUGE AU TRAITEMENT DES FIÈVRES, CHEZ LES ENFANTS.

52. — Généralités. — Nous l'avons dit, nos préparations peuvent être appropriées aux enfants en fractionnant la dose qui constitue le remède pour adulte ou grande personne. Tous les hommes de l'art qui livrent habituellement nos préparations pourront, comme nous-même, les fractionner sans perte pour eux, attendu que, la proportion dans le nombre des pilules d'opiat comme des pilules toniques restant la même, on pourra toujours finalement les utiliser. Il y aura lieu, parfois, pour les enfants en bas âge, de diviser les pilules par la moitié, comme nous allons l'indiquer.

53. — Enfants de quatre à cinq ans. — Les enfants, dans cette limite d'âge, auront à prendre les deux sixièmes du remède pour adulte. Le prix *sera* *de* 2 *fr.* 50 *c.* Pour cet âge, deux pilules d'opiat seront divisées chacune en deux ; d'où il résultera quatre pilules, dont l'une sera donnée, toutes les heures, aux jeunes malades, à partir du moment où l'accès aura passé ou sera sur le point d'avoir passé ; lui faisant boire par-dessus, et pour en faciliter la déglutition, un liquide agréable, comme de l'eau sucrée. — Les pilules toniques seront administrées, tous les cinq jours, après avoir pris les quatre demi-pilules d'opiat, à raison de cinq dans la journée et une toutes les heures, buvant par-dessus ainsi un liquide comme boisson, et mettant, autant que possible, une heure ou trois quarts d'heure d'intervalle entre l'administration des pilules et les prises d'aliments.

54. — Enfants de six à sept ans. — Dans cette limite d'âge, les enfants auront à prendre les trois sixièmes ou moitié du remède pour adulte. Le prix *sera de* 3 *fr.* 50 *c.* — Trois pilules d'opiat seront divisées par moitié, et chaque moitié, roulée de nouveau, formera une pilule de moindre volume. Elles seront administrées, une toutes les heures, à partir de la fin d'un accès. — Les pilules toniques seront administrées tous les cinq jours, après avoir pris les pilules d'opiat, au nombre de sept, dont une toutes les heures ; buvant toujours par-dessus, et pour en faciliter la déglutition, une boisson agréable et digestible, comme de l'eau sucrée. — Mêmes autres observations (voir 53).

55. — Enfants de huit à dix ans. — Les enfants, dans cette limite d'âge, auront à prendre les quatre sixièmes ou deux tiers du remède pour adulte. Le prix *sera de* 4 *fr.* 50 *c.* — Quatre pilules d'opiat seront livrées à cet effet, et chacune sera administrée, toutes les heures, à partir de la fin d'un accès, en buvant toujours par-dessus, et pour en faciliter la déglutition, une boisson agréable et diges- tive comme de l'eau sucrée. — Les pilules toniques seront administrées au nombre de dix, tous les cinq jours après avoir pris les pilules d'opiat, par deux, toutes les heu- res, en suivant la pratique précitée de boire par-dessus d'une boisson agréable. Comme pour tout remède, on mettra un intervalle de trois quarts d'heure au moins entre leur administration et la prise des repas.

56. — Enfants d'onze à treize ans. — Les enfants dans cette limite d'âge auront à prendre les cinq sixièmes du remède pour adulte. Le prix *sera de* 5 *fr.* 50 *c.* Cinq pilules d'opiat seront livrées à cet effet, et chacune sera administrée toutes les heures, à partir de la fin d'un accès, en buvant par-dessus, et pour en fa- ciliter la déglutition, une boisson agréable et digestible, comme l'eau sucrée. — Les pilules toniques seront administrées au nombre d'onze à douze, tous les cinq jours, après avoir pris les pilules d'opiat, par deux, toutes les heures, en suivant les au- tres pratiques indiquées n° 55.

57. — Enfants de plus de treize ans. — Au-dessus de treize ans, les enfants devront prendre le fébrifuge pour adulte, et comme l'indique la présente notice, à la première page.

58. — Observation générale pour les enfants. — Tout ce qui précède dans la présente notice, relatif au fébrifuge pour adulte, s'applique au re- mède fractionné pour enfant. Ainsi, par exemple, on pourra, sans inconvénient, leur administrer les pilules enveloppées dans du pain azyme ou à hostie, dans un peu de compote de fruits ou de la confiture.

59. — Enfants de moins de quatre ans. — Notre préparation étant, sans contredit, la plus efficace, comme moyen curatif ou préventif des fièvres, et les enfants au-dessous de quatre ans étant parfois sujets à les avoir, il faut bien trouver le moyen de l'utiliser chez ces pauvres petits êtres si dignes d'intérêt. Nous avons déjà dit que, à dose double, on pouvait administrer nos pilules dissoutes en lavement, et, dès-lors, la dose en pilules pour enfants de six ans conviendrait, en lavements, pour guérir les fièvres à un enfant de trois ans ; celle pour enfant de quatre ans serait applicable, en lavements, aux enfants de deux ans ; mais, outre que le mode d'administration en lavements est incommode et désagréable à plus d'un titre, nous ferons observer que les pilules, qu'on a toujours de la difficulté à faire prendre aux enfants de moins de huit ans, sont administrées au contraire avec la plus grande facilité chez les enfants de quatre ans et au-dessous, lorsqu'on sait s'y prendre. Il suffit pour cela que, sans craindre de les faire pleurer, le préposé à leurs soins introduise l'index de sa main gauche, dans la bouche de l'enfant, entre les deux mâchoires, au point privé de dents, pour éviter d'être mordu ; toutefois, en appuyant extérieurement sous le menton avec le pouce, pour bien fixer ce doigt, et qu'alors, avec la main droite libre, on introduise la pilule, et qu'on fasse boire aussitôt à l'enfant, toujours dans la position de l'index entre les deux mâchoires, un liquide très-agréable pour eux, comme de l'eau très-sucrée. Dès-lors, alléché par le bon goût de la boisson, l'enfant se livre à la déglutition, qui a pour effet d'entraîner la pilule avec le liquide. D'ailleurs, en supposant que , par défaut d'adresse ou d'usage dans cette pratique, la pilule fût rejetée, on recueillerait ce sphéroïde, on le laverait s'il s'était sali, et on recommencerait l'opération , qui, dès-lors, réussirait.

Pour les enfants de trois ans, on administrera approximativement le quart du remède, représenté par trois demi-pilules d'opiat et par quatre pilules toniques, tous les cinq jours (celles-ci au nombre de seize). Les pilules d'opiat ainsi partagées et roulées de nouveau seront administrées, une d'heure en heure, à partir de la fin d'un accès, comme il est dit au précédent paragraphe. Les pilules toniques seront prises de la même manière, quatre tous les cinq jours, et le même jour à une heure d'intervalle. *Le prix sera de 2 fr. 25 cent.*

Pour les enfants de deux ans, on partagera une pilule d'opiat en quatre petites pilules, et on en administrera une toutes les heures, à partir de la fin d'un accès. On délivrera en outre 24 demi-pilules toniques, dont 6 seront administrées, tous les cinq jours, après avoir pris les pilules d'opiat, une toutes les heures. *Le prix est de 2 francs.*

Enfin, *pour les enfants d'un an* approximativement, on emploiera trois pilules qu'on aura obtenues en partageant en quatre une pilule d'opiat, dont une sera administrée toutes les heures, à partir de la fin d'un accès. On délivrera 16 demi-pilules toniques, dont quatre seront administrées tous les cinq jours, après avoir administré l'opiat : une toutes les heures. *Le prix est de 1 fr. 75 cent.*

Au-dessous d'un an, on adopterait la dose pour un an, mais dès-lors en faisant dissoudre les pilules dans quelques cuillerées d'eau, et en administrant ce liquide en lavement.

X. — RÉGIME DES FIÉVREUX OU FÉBRICITANTS.

60. — **Pour la curation.** — Nous omettrions une chose pour ainsi dire obligée, dans notre présent travail, si nous ne consacrions un article au régime des fiévreux ou fébricitants. Et cependant il n'en est point de rigoureux, quand on fait un usage de nos préparations, à moins d'enfreindre les règles les plus élémentaires de l'hygiène. Aurons-nous besoin , par exemple, de prescrire des vêtements chauds, plus particulièrement de laine, d'éviter le froid aux extrémités, les courants d'air, de boire

froid, et les causes auxquelles on doit attribuer plus particulièrement l'invasion de la maladie ? Tout le monde en sentira presque l'inutilité. Il sera presque superflu encore de conseiller une nourriture azotée et digestible, comme l'usage de bons potages gras, des viandes fraîches et des œufs, de préférence aux légumes et surtout aux fruits crus, dont on peut cependant user quand ils sont mûrs, mais avec du pain. Un peu de vin dilué avec de l'eau, le café à l'eau ou au lait, ne seront pas nuisibles, lorsque l'estomac digérera facilement. Mais toutes ces précautions seraient inutiles si on ne prenait exactement nos préparations, et cela, assez longtemps, faudrait-il deux et trois remèdes consécutifs, jusqu'à ce que le malade se sente avoir recouvré l'intégralité ou plénitude de ses forces, et dans l'état où elles se manifestaient avant la maladie.

61. — Pour la continuation rationnelle du traitement. — Avant de recommencer l'usage d'un nouveau fébrifuge, il est de la plus grande importance de ne point attendre la réapparition des fièvres; mais, sans en cesser l'usage, de recommencer, cinq jours après avoir pris les 15 dernières pilules toniques du premier, si, au moment d'avoir épuisé cette première boîte de pilules toniques, le sujet n'a recouvré l'intégralité des forces qui constitue l'état de santé. N'y aurait-il encore que pesanteur dans les jambes, que douleurs de tête, ou pâleur de la face, gêne dans les hypocondres, au-dessus des côtes, ou frissons légers, ou chaleurs à certains moments réglés, ou seulement malaise, qu'il y aurait lieu de recommencer l'usage de ce fébrifuge, comme si on n'avait rien fait. A plus forte raison y aurait-il lieu d'en reprendre l'usage s'il y avait encore quelques accès ou seulement une douleur périodique à une partie ou région quelconque.

62. — Pour éviter tout mécompte. — Lorsqu'un malade, se sentant pris des fièvres, emploie immédiatement notre remède entier pour les couper, nous n'avons jamais vu d'irréussite ; mais les mécomptes sont fréquents quand on n'a recours à cette préparation qu'après avoir pris du sulfate de quinine, qui, ainsi que nous l'avons déjà démontré, a toujours pour effet de produire un état inflammatoire de l'estomac et des intestins. Aussi, dans ces cas fréquents, y-a-il assez souvent nécessité de prendre, consécutivement, plusieurs remèdes, tout en les administrant rigoureusement, comme l'indique la notice. Nous insistons donc pour la prise d'un nouvel entier remède, cinq jours après l'achèvement du premier, si, nous le répétons, l'économie n'a repris complétement sa vigueur normale. On s'exposerait, en ne procédant point ainsi, à l'obligation d'en ingérer un troisième, etc.

Comment qu'il en soit des imprudences ou des négligences de la part des malades, qu'on se persuade bien que le moindre préjudice à la santé ne peut résulter de l'administration consécutive de plusieurs de ces remèdes, qui, quelque soit la durée de leur administration, ont toujours pour effet de fortifier l'économie sans pouvoir jamais lui nuire en quoi que ce soit. Quant aux fièvres, leur nocuité à l'économie est en raison de leur ancienneté. On ne saurait donc, comme à un incendie, leur porter assez tôt des secours, et, parmi ces secours, les plus efficaces que nous offre la science dans son état présent.

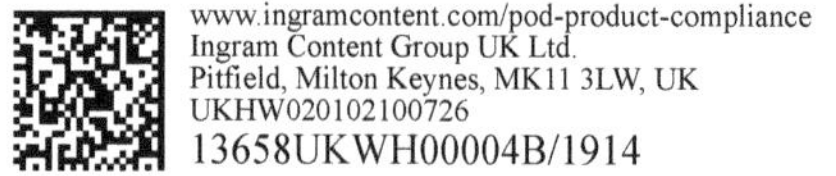
www.ingramcontent.com/pod-product-compliance
Ingram Content Group UK Ltd.
Pitfield, Milton Keynes, MK11 3LW, UK
UKHW020102100726
13658UKWH00004B/1914